实用临床护理专科知识问答

——内分泌科

东南大学出版社

南 京

图书在版编目(CIP)数据

实用临床护理专科知识问答．内分泌科 / 莫永珍主
编．—南京:东南大学出版社，2018.4
　　ISBN　978 - 7 - 5641 - 7746 - 1

　　Ⅰ.①实…　Ⅱ.①莫…　Ⅲ.①内分泌病－护理－问题
解答　Ⅳ.①R47 - 44

中国版本图书馆 CIP 数据核字(2018)第 097855 号

实用临床护理专科知识问答——内分泌科

出 版 人	江建中
责任编辑	张　慧
出版发行	东南大学出版社
	(江苏省南京市四牌楼 2 号东南大学校内　邮政编码 210096)
网　　址	http://www.seupress.com
印　　刷	南京京新印刷有限公司
开　　本	710mm×1000mm　1/16
印　　张	8.5
字　　数	157 千字
版 印 次	2018 年 8 月第 1 版　2018 年 8 月第 1 次印刷
印　　数	1～3000
书　　号	ISBN 978 - 7 - 5641 - 7746 - 1
定　　价	30.00 元

(＊东大版图书若有印装质量问题,请直接与营销部联系,电话 025－83791830。)

编委会名单

前　　言

我国《护理事业发展十三五规划纲要(2016～2020年)》明确提出，要大力发展专科护理，为病人提供专业的优质护理服务，而保障护理质量和病人生活质量，是护理人员的首要责任和义务。

内分泌疾病是内分泌腺或内分泌组织本身的分泌功能和(或)结构异常时发生的症候群。随着患者数量的增加、病情的日趋复杂，对内分泌科护理同仁的理论知识和操作技能提出了更高的要求。为适应内分泌专业的发展，满足内分泌科临床护士的理论学习及继续教育需要，提高专科护理内涵，江苏省护理学会组织专业人员编写了《实用临床护理专科知识问答——内分泌科》一书。本书在护理"三基"的基础上突出了专业化的特点，结合最近的临床指南和护理规范，为专科护士培养提供更为系统和全面的专业知识。

本书内容包括了甲状腺功能亢进症、甲状腺功能减退症、肾上腺皮质功能减退、库欣综合征、嗜铬细胞瘤、肥胖、骨质疏松、糖尿病等内分泌常见疾病的专科护理和专科技能知识点。题型包括填空题、单选题、多选题、简答题以及案例分析题，更好的将临床内分泌知识融入其中，便于读者根据自己需要进行学习掌握。全书内容新颖，可读性强，具有较高的实用价值。

由于临床医疗技术日新月异，编写过程中难免挂一漏万，恳请读者提出意见，在再版时更新改进。

编者

2018.07.05

目　　录

第一章　甲状腺功能亢进症

一、填空题

1. 甲状腺功能亢进症的特征性心血管症状是_____。
2. 甲状腺功能亢进病人临床诊断的首选指标是_____、_____。
3. Graves 病最严重的并发症是_____。
4. 甲状腺功能亢进症的治疗方法有_____、_____、_____。
5. 抗甲状腺药停药指标是_____、_____、_____。
6. 甲状腺危象患者的治疗原则为_____。
7. 口服甲巯咪唑(他巴唑)治疗时,当_____可减量。
8. 患者应用甲巯咪唑(他巴唑)后出现_____,
考虑为肝性脑病。
9. 甲状腺功能亢进症是指甲状腺腺体本身产生_____
而引起的甲状腺毒症。
10. 甲状腺功能亢进症的饮食应予_____、_____、
和_____的饮食。
11. 甲状腺功能亢进症最具特征的临床表现是_____。
12. 甲状腺危象时首选的药物是_____。
13. 抗甲状腺药物丙硫氧嘧啶、甲巯咪唑最严重的不良反应是_____。
14. 甲状腺危象的常见诱因有_____、_____、_____、
_____等。
15. _____是反映甲状腺功能最敏感的指标。
16. 甲亢的诊断应具备_____、_____、_____。

二、单选题

1. 对脑和长骨的发育最为重要的激素是：　　　　　　　（　　）
   A. 生长素　　　　　　　　　　B. 甲状腺激素
   C. 雄性激素　　　　　　　　　D. 甲状旁腺激素
2. 停用抗甲状腺类药物的指征是：　　　　　　　　　　（　　）
   A. 甲状腺肿大加重　　　　　　B. 突眼加剧
   C. 出现胃肠道症状　　　　　　D. 血粒细胞缺乏

3. 甲状腺肿块的临床检查特征是：　　　　　　　　　　　　　　（　　）

    A. 质地较硬　　　　　　　　　　B. 有压痛感

    C. 颈部压迫感　　　　　　　　　D. 随吞咽移动

4. 单纯性甲状腺肿的病因是：　　　　　　　　　　　　　　　　（　　）

    A. 碘量不足　　　　　　　　　　B. 碘量过多

    C. 甲状腺分泌过度　　　　　　　D. 甲状腺分泌不足

5. 下列单纯性甲状腺肿的临床表现中,错误的是：　　　　　　　（　　）

    A. 初期甲状腺弥散性肿大,两侧对称

    B. 表面光滑,质软

    C. 随吞咽上下移动

    D. 多数的结节性甲状腺肿易恶变

6. 鉴定单纯性甲状腺肿与甲亢的较好方法是：　　　　　　　　（　　）

    A. 基础代谢率(BMR)测定　　　　B. 血清 T_3 测定

    C. ^{131}I 甲状腺摄取率测定　　　　D. T_3 抑制实验

7. 甲状腺功能亢进最可靠、灵敏的检查是：　　　　　　　　　（　　）

    A. FT_4 与 FT_3　　　　　　　　　B. TSH

    C. 甲状腺^{131}I 摄取率　　　　　　D. TRH

8. 患者,男性,35 岁。诊断患有甲亢。应用甲巯咪唑治疗 1 个月后症状好转,但甲状腺肿与突眼加重。此时应采取适宜的治疗措施是：（　　）

    A. 加大甲巯咪唑剂量　　　　　　B. 停用甲巯咪唑

    C. 改用碘剂治疗　　　　　　　　D. 加用小剂量甲状腺激素

9. 患者,女性,42 岁。有甲亢病史 3 年。在清晨空腹、静卧时测得其血压为 135/90mmHg(18/12kPa),脉搏 107 次/分,其基础代谢率为：（　　）

    A. 25%　　　　　　　　　　　　B. 30%

    C. 41%　　　　　　　　　　　　D. 50%

10. 患者,女性,35 岁。接受放射性^{131}I治疗,治疗后护士应嘱患者定期复查,以便及早发现：　　　　　　　　　　　　　　　　　　（　　）

    A. 甲状腺癌变　　　　　　　　　B. 诱发甲状腺危象

    C. 粒细胞减少　　　　　　　　　D. 永久性甲状腺功能减退

11. 甲状腺功能亢进症最具特征的临床表现是：　　　　　　　（　　）

    A. 易激动　　　　　　　　　　　B. 突眼征

    C. 多食易饥　　　　　　　　　　D. 皮肤温暖

12. 甲亢患者出现怕热多汗症状是因为：　　　　　　　　　　（　　）

    A. T_3、T_4 减少　　　　　　　　B. T_3、T_4 增加

    C. TsAb 增加　　　　　　　　　D. TSH 增加

13. 甲状腺危象时首选的药物是： （ ）
    A. 甲硫氧嘧啶   B. 丙硫氧嘧啶
    C. 糖皮质激素   D. 普萘洛尔

14. 患者,男性,因甲状腺功能亢进症行甲状腺全切除术。术后 36 小时,患者
    烦躁不安,体温 39.9℃,心率 140 次/分,最可能的并发症是： （ ）
    A. 伤口出血   B. 伤口感染
    C. 甲状旁腺损伤   D. 甲状腺危象

15. 甲亢患者不宜进食： （ ）
    A. 高糖的食物   B. 高碘的食物
    C. 高钾的食物   D. 高蛋白质的食物

16. 测得基础代谢率是+40%。其甲状腺功能为： （ ）
    A. 正常   B. 轻度甲亢
    C. 中度甲亢   D. 重度甲亢

17. 甲状腺功能亢进的临床表现主要是： （ ）
    A. 自主神经兴奋   B. 心脏负担太重
    C. 消化功能减低   D. 新陈代谢旺盛

18. 甲状腺功能亢进患者为何甲状腺肿大？ （ ）
    A. 促甲状腺素所致   B. 内分泌过多而扩张
    C. 受甲状软骨影响   D. 气管前突所连带

19. 对甲亢患者突眼的护理措施,哪项最重要？ （ ）
    A. 抬高头部   B. 生理盐水湿敷
    C. 抗生素眼膏涂眼   D. 戴墨镜或用眼罩

20. 某甲状腺功能亢进患者,体温 39.5℃,心率 150 次/分,伴恶心、呕吐、大汗
    淋漓、嗜睡等。初步判断为： （ ）
    A. 抗甲状腺药物中毒   B. 甲状腺功能低下
    C. 甲状腺危象   D. 恶性突眼

21. 抗甲状腺药物丙硫氧嘧啶、甲巯咪唑最严重的不良反应是： （ ）
    A. 永久性甲低   B. 药疹
    C. 粒细胞缺乏   D. 肝功能损害

22. 以下哪项不符合甲亢的临床表现？ （ ）
    A. 易发生房性心律失常
    B. 可发生低钾性麻痹
    C. 活动时心率加快,休息则心率正常
    D. 可伴有肌病

23. 患者,14 岁,初中二年级女学生,Graves 病,治疗宜选用： （ ）

A. ^{131}I 治疗　　　　　　　　B. 抗甲状腺药物

C. 镇静剂　　　　　　　　　　D. 立即手术治疗

24. 患者,女性,17岁,颈部增粗1年余,无疼痛,无甲状腺功能亢进症或甲状腺功能减退症的症状。甲状腺弥漫性肿大Ⅰ~Ⅱ度。血清检查 T_4 90 mmol/L(正常65~169 mmol/L),T_3 1.9 mmol/L(正常1.1~3.1 mmol/L),TSH 3 μIU/L(正常0.6~4 μIU/ml)。对该患者以下措施最适当的为: （　　　）

A. 放射性碘　　　　　　　　B. 次全甲状腺切除

C. 甲状腺素片　　　　　　　D. 暂不治疗

(25~27题共用题干)

患者,女性,23岁。主诉近几个月脾气急躁,易出汗、无力、手抖、失眠、多食,检查发现甲状腺弥漫性肿大,质软,有轻度突眼,颈部闻及血管杂音。

25. 初步诊断为: （　　　）

A. 甲状腺功能亢进症　　　　B. 地方性甲状腺肿

C. 甲状腺功能亢进心脏病　　D. 生理性甲状腺肿

26. 最佳治疗方法是: （　　　）

A. 地西泮治疗　　　　　　　B. 放射性^{131}I 治疗

C. 普萘洛尔治疗　　　　　　D. 甲巯咪唑治疗

27. 服用上述药物过程中,下列指导不正确的是: （　　　）

A. 如发现白细胞计数低于 3.5×10^9/L 需停药

B. 轻度药疹可用抗过敏药物缓解

C. 开始服用时每周检查白细胞计数1次

D. 用药疗程长至1.5~2年

(28~30题共用题干)

患者,女性,35岁。患原发性甲状腺功能亢进症。入院后在清晨未起床前测心率110次/分,血压140/80 mmHg,拟在服用复方碘化钾溶液等术前准备后,择期行甲状腺大部切除术。

28. 按简便公式计算,该患者的基础代谢率为: （　　　）

A. 50%　　　　B. 59%　　　　C. 109%　　　　D. 139%

29. 术前服用碘剂的作用是: （　　　）

A. 抑制甲状腺素合成　　　　B. 对抗甲状腺素作用

C. 促进甲状腺素合成　　　　D. 抑制甲状腺素释放

30. 未达到手术前准备标准的是: （　　　）

A. 脉率小于100次/分　　　　B. BMR 小于+20%

C. 情绪稳定,失眠好转　　　　D. 体重增加

三、多选题

1. 甲亢危象的诱因包括： （ ）
   A. 应激
   B. 感染
   C. ^{131}I 治疗
   D. 严重突眼
   E. 术前未充分准备

2. 患者,女性,32 岁。医嘱行^{131}I甲状腺功能测定,该患者在检测期间可以进食的食物有： （ ）
   A. 花菜
   B. 紫菜
   C. 芹菜
   D. 西红柿
   E. 西兰花

3. 下列哪项属于甲状腺功能亢进症的表现? （ ）
   A. 易激动、失眠
   B. 怕热、多汗、乏力
   C. 基础代谢率为＋10％
   D. 食欲亢进、腹泻
   E. 月经失调、闭经

4. 以下不是甲状腺功能亢进患者特征性表现的是： （ ）
   A. 食欲亢进、体重锐减
   B. 低热多汗、皮肤温暖
   C. 注意力不集中
   D. 焦虑、失眠、多梦
   E. 心悸、气促

5. 不符合甲状腺功能亢进症代谢率增高的表现是： （ ）
   A. 神经过敏、失眠
   B. 心动过速、收缩压增高
   C. 肠蠕动增快、腹泻
   D. 甲状腺弥漫性肿大
   E. 怕热、多汗、食欲亢进

四、简答题

1. 简述抗甲状腺药物的用药护理。
2. 简述甲状腺功能亢进症的饮食指导。
3. 简述甲状腺相关眼病的护理措施。
4. 简述甲状腺危象的主要预防措施。
5. 简述抗甲状腺药停药指标。
6. 简述甲状腺危象的主要诱因和临床表现。

五、案例分析题

【案例 1】
患者,女性,35 岁。因"心慌、乏力伴怕热、多汗 2 个月"就诊。身体评估:

T 37.5℃,P 100 次/分,Bp 140/90 mmHg,消瘦,甲状腺弥漫性、对症性Ⅱ度肿大,质软,随吞咽上下活动,伴有震颤,并可闻及血管杂音。患者入院第 3 天起发热、轻咳、恶心呕吐、大汗淋漓,查体:T 39.1℃、P 142 次/分。

1. 根据患者的症状和体征,首先考虑的诊断是: （　　）

　　A. 甲状腺功能亢进症　　　　　　　B. 甲状腺功能减退症

　　C. 单纯性甲状腺肿　　　　　　　　D. 甲亢危象

2. 下列哪项检查结果不支持 Graves 病的诊断? （　　）

　　A. 总 T_3、T_4 水平增高　　　　　　B. 游离 T_3、T_4 水平增高

　　C. TSH 水平增高　　　　　　　　　D. TRAb、TSAb 阳性

3. 患者服用甲硫氧嘧啶治疗 1 个月后,出现高热、咽痛,应首先复查:（　　）

　　A. 总 T_3、T_4 水平　　　　　　　B. 游离 T_3、T_4 水平

　　C. 尿常规　　　　　　　　　　　　D. 血常规

4. Graves 病最严重的并发症是: （　　）

　　A. 严重浸润性突眼　　　　　　　　B. 甲状腺危象

　　C. 周期性瘫痪　　　　　　　　　　D. 甲亢性心脏病出现右心衰竭

5. 根据患者的症状和体征,首先考虑的诊断是什么?

6. 患者入院第 3 天起发热、轻咳、恶心呕吐、大汗淋漓,查体:T 39.1℃、P 142 次/分。你的初步判断是什么? 该如何护理?

【案例 2】

　　患者,女性,25 岁。因"怕热、多汗、易饥、消瘦、心悸 1 年"就诊。查体:甲状腺呈弥漫性肿大,突眼。实验室检查:T_3 增高,T_4 增高,TSH 下降。诊断甲状腺功能亢进症,给予口服甲巯咪唑(他巴唑)治疗。

1. 关于口服甲巯咪唑(他巴唑)治疗,叙述正确的是: （　　）

　　A. 症状好转停药

　　B. 甲状腺功能恢复可停药

　　C. 甲状腺激素恢复正常时可停药

　　D. 甲状腺激素恢复正常时可减量

2. 患者应用甲巯咪唑(他巴唑)后出现行为异常、谵妄、扑翼样震颤,考虑为:

　　　　　　　　　　　　　　　　　　　　　　　　　　　（　　）

　　A. 甲状腺危象

　　B. 甲状腺功能亢进症所致精神神经症状

　　C. 肝性脑病

　　D. 高代谢综合征

3. 该患者服药后应注意监测: （　　）

　　A. 红细胞沉降率　　　　　　　　B. 血常规

C. 肾功能   D. 血脂

4. 关于患者突眼的护理,叙述错误的是: (   )
  A. 外出戴深色眼镜,减少光线、灰尘和异物的侵害
  B. 出现复视亦不可佩戴眼罩
  C. 指导患者当眼睛有异物感、刺痛或流泪时,勿用手直接揉眼睛
  D. 睡前涂抗生素眼膏,用无菌 0.9%氯化钠溶液纱布覆盖双眼

参 考 答 案

一、填空题

1. 静息或睡眠时心率仍快   **2.** FT_4 增加 FT_3 增高   **3.** 甲状腺危象
4. 抗甲状腺药物治疗   放射性^{131}I 治疗   手术治疗   **5.** 甲状腺肿消失
$TsAb$ 转为阴性 T_3 抑制试验恢复正常   **6.** 抑制甲状腺激素的合成和
释放、降低周围组织对 TH 的反应、支持与对症治疗、去除诱因   **7.** 甲状
腺激素恢复正常时   **8.** 行为异常、谵妄、扑翼样震颤   **9.** 甲状腺激素过
多   **10.** 高热量   高蛋白   高维生素   矿物质丰富   **11.** 突眼征
12. 丙硫氧嘧啶   **13.** 粒细胞缺乏   **14.** 感染   手术   创伤   精神刺激
15. 血清 TSH 浓度的变化   **16.** 高代谢症状和体征   甲状腺肿大   血清
TT_4、FT_4 升高及 TSH 减低

二、单选题

1. B   **解析:**甲状腺激素对脑和长骨的发育至关重要,甲状腺功能减退
    可引起呆小症。

2. D   **解析:**此类药物的副作用之一就是粒细胞减少和粒细胞缺乏,常
    见于用药后 1~3 个月内或再次用药后 1~2 周。

3. D   **解析:**甲状腺肿块质地稍软,表面光滑,边界清楚,无压痛,能随吞
    咽上下移动。

4. A   **解析:**碘摄入量不足可致单纯性甲状腺肿,通常分为三类:① 甲
    状腺素原料(碘)缺乏;② 体内甲状腺素需要量增高;③ 甲状腺素合
    成和分泌的障碍。

5. D   **解析:**多数的结节性甲状腺肿属于良性结节,预后良好。

6. D   **解析:**鉴定单纯性甲状腺肿与甲亢的首选方法为 T_3 抑制实验。

7. B   **解析:**TSH 不受 TBG 浓度的影响,也较少受能够影响 T_3、T_4 的
    非甲状腺疾病的干扰。在甲状腺功能改变时 TSH 的变化较 T_3、T_4
    更迅速而显著,所以血中 TSH 是反映下丘脑-垂体-甲状腺轴功能的

敏感试验,尤其是对甲亢的诊断有重要意义。

8. D 解析:患者在应用甲巯咪唑治疗 1 个月后症状好转,故应继续使用甲巯咪唑,但甲状腺肿与突眼加重,此时应加小剂量甲状腺激素如左甲状腺素,与抗甲状腺药合用,以调整下丘脑-垂体-甲状腺轴的功能。

9. C 解析:基础代谢率＝[(脉率＋脉压差)－111]%

10. D 解析:永久性甲状腺功能减退是 ^{131}I 治疗后的晚期并发症,护士应嘱患者定期复查,以便及早发现。

11. B 解析:临床上以高代谢状态、甲状腺肿大、突眼征、神经及心血管系统功能紊乱为特征。

12. B 解析:由于 T_3、T_4 分泌过多和交感神经兴奋性增高,导致物质代谢加速,基础代谢率明显增高,产热和散热增多。

13. B 解析:甲状腺危象时应迅速减少甲状腺激素的释放和合成。丙硫氧嘧啶在周围组织中可减少 T_4 转化成 T_3,故考虑为首选药物。

14. D 解析:甲状腺危象,是甲状腺毒症急性加重的一个综合征。常见诱因有感染、手术、创伤、精神刺激等。临床表现有:高热、大汗、心动过速(140 次/分以上)、烦躁、焦虑不安、谵妄、恶心、呕吐、腹泻;严重患者可有心力衰竭、休克及昏迷等。

15. B 解析:碘是合成甲状腺素的一个重要元素,在一定量的限度内,甲状腺素的合成量随碘的剂量的增加而增加。如果剂量超过限度,则暂时性抑制甲状腺素的合成和释放,使患者症状迅速缓解,但这仅是暂时性的,长期便会转为适应,甲状腺素的合成重新加速。甲状腺内的甲状腺素的积存与日俱增,大量积存的甲状腺素释放到血液中,引起甲亢复发或加重。所以患有甲亢的患者不可以吃含碘多的食物。

16. C 解析:基础代谢率＝[(脉率＋脉压差)－111]%。正常人的基础代谢率为－10%～＋10%,甲亢病人为:＋15%～＋30%属轻度甲亢;＋30%～＋60%属中度甲亢;＞＋60%属重度甲亢。

17. D 解析:甲状腺功能亢进症是指甲状腺腺体本身产生 TH 过多而引起的甲状腺毒症,或者其他原因导致 TH 过量释放入血的一组临床综合征,临床上以高代谢综合征及甲状腺肿大为主要表现。

18. A 解析:T_3、T_4 的产生依赖于脑垂体分泌促甲状腺素的调控,甲状腺功能亢进患者因促甲状腺素过多导致甲状腺激素分泌过量而发生甲状腺肿大。

19. D 解析:最重要的是戴墨镜或用眼罩,避免强光、风沙、灰尘的刺激。

20. C 解析:甲状腺危象,是甲状腺毒症急性加重的一个综合征。临床表现有:高热、大汗、心动过速(140 次/分以上)、烦躁、焦虑不安、谵妄、恶心、呕吐、腹泻,严重患者可有心力衰竭、休克及昏迷等。

21. C　**解析:** 药物的不良反应主要是粒细胞减少或粒细胞缺乏,如外周 WBC 低于 $3×10^9/L$ 或中性粒细胞低于 $1.5×10^9/L$ 时,应停药处理。粒细胞缺乏症常在数天内突然发生,需立即停药、住院治疗。需注意区分粒细胞减少是甲亢本身引起,还是由抗甲状腺药物引起。

22. C　**解析:** 甲亢主要表现有怕热、多汗、易饿、多食而消瘦、疲乏无力;兴奋、多语、易激动、双手、上眼睑、伸舌有细颤;腱反射活跃;心率增快(静息时心率仍快)、心音强烈、心律失常、心脏增大、心力衰竭;收缩压增高而舒张压偏低、脉压差增大;肠蠕动加快、大便不成形、次数多或腹泻;肌无力、肌萎缩和慢性肌病,可发生低钾性麻痹;月经紊乱,经量减少,不易受孕等。老年患者可不出现高代谢综合征。

23. B　**解析:** 药物治疗适用甲状腺较小、病情中度以下、甲亢初治、年龄较小、不宜手术和孕期甲亢;甲亢伴有较严重突眼;甲状腺手术前准备和甲状腺次全切除后甲亢复发者;^{131}I 治疗甲亢前后作辅助治疗等。

24. D　**解析:** 患者有甲状腺肿大,但无相应的临床症状,血甲状腺素水平正常,考虑为单纯性甲状腺肿。可暂不予以治疗。

25. A　**解析:** 甲状腺功能亢进症:① 甲状腺毒症症状;② 甲状腺肿;③ 突眼征。

26. D　**解析:** 抗甲状腺药物适用于:① 病情轻、中度患者;② 甲状腺轻度至中度肿大者;③ 年龄在 20 岁以下,孕妇、高龄或由于其他严重疾病不宜手术者;④ 手术前或放射碘治疗前的准备;⑤ 手术后复发而不宜放射碘治疗者。

27. A　**解析:** 疗程中除非有较严重反应,一般不宜中断,并定期随访疗效。开始服用时每周检查血白细胞计数 1 次,如发现白细胞计数低于 $3×10^9/L$ 或中性粒细胞低于 $1.5×10^9/L$ 应考虑停药,并给予促进白细胞增生药。

28. B　**解析:** 基础代谢率=[(脉率+脉压差)-111]%

29. D　**解析:** 碘剂可以减少甲状腺释放甲状腺激素,还可减少甲状腺血流量,变成小而硬的甲状腺,有利于手术。

30. A　**解析:** 甲亢患者的手术指征包括 BMR≤20%,心率≤90 次/分,血压在 140/90 mmHg 以下,T_3≤2.3 nmol/L,T_4≤140 nmol/L,患者情绪稳定,入睡良好,症状改善,体重增加,腺体变小变硬。

三、多选题

1. ABCE　**解析:** 甲状腺危象诱因:① 应激状态;② 严重躯体疾病;

③ 口服过量 TH 制剂;④ 手术中过度挤压甲状腺等。

2. ACDE **解析:**指导患者检测期间忌食海带、紫菜,海产品等含碘丰富的食物会影响检测的效果。紫菜是含碘丰富的食物。

3. ABDE **解析:**甲状腺功能亢进的患者,其基础代谢率可比正常值高20%～80%。

4. BCDE **解析:**食欲亢进,但体重减轻为本病特征。两者的伴随,常提示本病或糖尿病的可能。

5. ABCD **解析:**甲状腺功能亢进症患者由于 T_3、T_4 分泌过多,促进营养物质代谢,产热与散热明显增多,以致出现怕热、多汗、食欲亢进等代谢率增高的表现。

四、简答题

1. (1)遵医嘱按剂量、按疗程服药,不可随意减量和停药。(2)密切观察不良反应,抗甲状腺药物的常见不良反应主要有:① 粒细胞减少,严重者可致粒细胞缺乏症,因此必须复查血象。② 药疹较常见,可用抗组胺药控制,不必停药,如严重皮疹则立即停药。③ 若发生中毒性肝炎、肝坏死、精神症状、胆汁淤积综合征等需立即停药。(3)服用抗甲状腺药物的开始 3 个月,可以每1～2 周查一次血象,每隔 1～2 个月做一次甲状腺功能测定,每天清晨卧床时自测脉搏,定期测量体重,脉搏减慢、体重增加是治疗有效的标志。(4)若出现高热、恶心、呕吐、不明原因腹泻、突眼加重等,应警惕发生甲状腺危象的可能,及时就诊。

2. (1)予高热量、高蛋白、高维生素及矿物质丰富的饮食。(2)给予充足的水分,每天饮水 2 000～3 000 ml 以补充高代谢丢失的水分。(3)禁止摄入刺激性的食物及饮料,如浓茶、咖啡等,以免引起病人精神兴奋。(4)减少食物中粗纤维的摄入,以减少排便次数。(5)适碘饮食,监测尿碘维持在 100～199 μg/L 范围内为宜。

3. (1)指导患者外出时戴深色眼镜,减少光线、灰尘和异物的侵害。(2)定时滴注眼药水湿润眼睛,避免过度干燥;睡前涂抗生素眼膏,眼睑不能闭合者用无菌纱布或眼罩覆盖双眼。(3)指导患者当眼睛有异物感、刺痛或流泪时,勿用手直接揉眼睛。(4)睡觉或休息时,抬高头部,使眶内液回流减少,减轻球后水肿。

4. (1)积极治疗甲亢以及感染等伴随疾病。(2)避免各种诱因,如急性创伤、精神刺激、过度劳累等应激。(3)不随意中断药物治疗。(4)[131]I 治疗及甲状腺手术前要准备充分。(5)严密观察病情,监测生命体征,发现高热、大汗、心动过速等,立即汇报处理。

5. 甲状腺肿消失;TsAb 转为阴性;T_3 抑制试验恢复正常。

    6. 主要诱因包括应急状态:感染、手术、放射性碘治疗等;严重躯体疾病:如心力衰竭、低血糖、败血症、脑卒中、急腹症或严重创伤等;口服过量甲状腺素;严重精神创伤;手术中过度挤压甲状腺。临床表现为原有的甲亢症状加重,包括高热(39℃以上)、心动过速(140～240 次/分),伴心房颤动或心房扑动、烦躁不安、呼吸急促、大汗淋漓、厌食、恶心、呕吐、腹泻等,严重者出现虚脱、休克、嗜睡、谵妄、昏迷,部分患者有心力衰竭、肺水肿,偶有黄疸。

五、案例分析题

【案例 1】

1. A　**2.** C　**3.** D　**4.** B

5. (1)甲状腺功能亢进症。

6. 该患者由于感染处于应激状态而诱发了甲状腺危象。

    护理措施:(1)病室温度 18～22℃,病室光线宜偏暗;予绝对卧床休息,呼吸困难时取半卧位,立即给氧;准确记录 24 小时出入量。(2)病情观察:密切观察神态变化,有无烦躁不安、谵妄,甚至昏迷等,定时测量心率、体温等生命体征。(3)用药护理:遵医嘱使用抗生素,积极控制感染;使用丙硫氧嘧啶、复方碘溶液、β-受体阻滞剂、氢化可的松等药物,注意观察有无头痛、皮疹、心动过缓、血糖升高等不良反应;使用碘剂要严格把握剂量,如出现口麻、头晕、心慌、恶心、呕吐、荨麻疹、面部及喉水肿等碘剂过敏症状,或者出现口内金属味、喉部灼烧感、皮炎、咳嗽等碘剂中毒症状时,应立即汇报医师及时停药,准备好抢救药物,如镇静剂、解痉升压药、强心剂等。(4)对症护理:体温过高者给予物理降温;大汗淋漓者做好皮肤护理,擦干汗液,病情许可下及时更衣,注意保暖,防止受凉;恶心呕吐者观察恶心呕吐发生的频率、持续时间和呕吐物的性质、量等,呕吐时避免患者呛咳,呕吐后协助患者用温水漱口,及时清理呕吐物;若出现躁动不安,遵医嘱使用镇静药物,并使用床栏保护患者安全。

【案例 2】

1. D　**2.** C　**3.** B　**4.** B

第二章　甲状腺功能减退症

一、填空题

1. 甲状腺功能减退最常见的病因是_____。
2. 甲减一线实验室指标为_____、_____。
3. 甲减患者应给予_____、_____、_____饮食,用餐时应注意_____、_____。
4. 黏液性水肿昏迷的诱发因素有_____、_____、_____、_____、_____和_____等。
5. 甲状腺功能不足可以引起_____。
6. 甲减长期替代治疗者宜每_____个月检测一次甲状腺功能。
7. 甲减的一般表现为_____、_____、_____、_____和_____等。
8. 甲减的替代治疗首选_____口服。
9. 甲状腺功能减退症是由于_____或_____导致的全身代谢减低综合征。
10. 诊断甲状腺功能减退的必备指标是_____、_____和_____。
11. 治疗甲状腺功能减退症的首选药物是_____,该药应_____服用。
12. 黏液性水肿面容:_____、_____、_____、_____、_____、_____。
13. 甲状腺功能减退症患者出现体温低于 35℃、呼吸浅慢、心动过缓、血压偏低、嗜睡等表现,应警惕_____的发生。
14. 根据甲状腺功能减低的程度可分为_____和_____。
15. 根据_____、_____,原发性甲减即可成立。

二、单选题

1. 甲状腺功能下降会出现的是:　　　　　　　　　　　　　　(　　)
   A. 黏液性水肿　　　　　　　　B. 心率增快
   C. 出汗多　　　　　　　　　　D. 容易激动

2. 窦性心动过速不发生于哪种情况？　　　　　　　　　（　　）

    A. 发热　　　　　　　　　　　　B. 甲状腺功能亢进症

    C. 甲状腺功能减退症　　　　　　D. 贫血

（3～4 题共用题干）

    患者，女性，46 岁。已婚，生育一子，健康，患甲亢 3 年，合并心房纤颤，经抗甲状腺药物治疗效果不理想。

3. 进一步治疗应采取何种方法为宜？　　　　　　　　　（　　）

    A. 甲状腺次全切除术　　　　　　B. 洋地黄制剂

    C. 普萘洛尔　　　　　　　　　　D. 放射性^{131}I 治疗

4. 上述方法治疗最常见的并发症是：　　　　　　　　　（　　）

    A. 甲状腺癌　　　　　　　　　　B. 白血病

    C. 甲状腺功能减退症　　　　　　D. 甲状腺危象

5. 原发性甲减最早表现为：　　　　　　　　　　　　　（　　）

    A. T_3 降低　　　　　　　　　　B. T_4 降低

    C. TSH 升高　　　　　　　　　　D. TSH 降低

6. 甲状腺功能减退患者服用甲状腺激素时，用药护理措施不包括：（　　）

    A. 从小剂量开始　　　　　　　　B. 用药前后数脉搏

    C. 可以随意换药　　　　　　　　D. 定时测体重

7. 甲状腺功能减退症的最常见原因为：　　　　　　　　（　　）

    A. 原发性甲状腺功能减退症　　　B. 手术

    C. 垂体肿瘤　　　　　　　　　　D. 放射

8. 甲状腺功能减退症的临床表现不包括：　　　　　　　（　　）

    A. 疲乏、怕冷　　　　　　　　　B. 反应迟钝

    C. 记忆力减退　　　　　　　　　D. 精神兴奋

9. 基础代谢率测定前的准备不包括：　　　　　　　　　（　　）

    A. 向患者说明测定意义

    B. 保证足够睡眠，失眠者给予足够安眠药

    C. 清晨监测前不做任何活动

    D. 防止情绪激动

10. 诊断甲状腺功能减退的必备指标是：　　　　　　　（　　）

    A. 血清 TSH 升高

    B. 血清 TSH 升高，TT_4、FT_4 降低

    C. TT_4、FT_4 降低

    D. TT_4、FT_4 升高

11. 甲状腺功能减退症的分类方法有：　　　　　　　　　（　　）

    A. 根据病变部位分类

    B. 根据垂体和下丘脑病变分类

    C. 由 TH 在外周组织实现生物效应障碍分类

    D. 以上都对

12. 甲状腺功能减退症最常见的病因是：   ( )

    A. 自身免疫损伤   B. 甲状腺破坏

    C. 下丘脑和垂体病变   D. 碘过量

13. 黏液性水肿昏迷常见诱因包括：   ( )

    A. 寒冷   B. 感染

    C. 中段 TH 替代治疗   D. 以上都是

14. 长期 TH 替代治疗者每隔多久检测一次血 TSH?   ( )

    A. 3 个月   B. 1 个月

    C. 6～12 个月   D. 2 年

15. 甲状腺减退症的常见护理诊断包括：   ( )

    A. 便秘   B. 体温过低

    C. 潜在并发症:黏液性水肿昏迷   D. 以上均是

16. 关于甲减替代治疗,下列说法错误的是：   ( )

    A. 从小剂量开始逐渐加量至甲状腺功能正常

    B. TSH 是原发性评价疗效的最佳指标

    C. 替代用量应注意个体化

    D. 确诊甲减后即刻足量替代

17. 甲减患者心血管系统表现为：   ( )

    A. 常伴有高血压   B. 心动过缓

    C. 心动过速   D. 脉压差增大

18. 患者,女性,48 岁。一年前因甲状腺多发结节行甲状腺次全切除术,近两月出现疲乏、下肢肿胀,最可能的诊断是：   ( )

    A. 原发性甲减   B. 继发性甲减

    C. 结节性甲状腺肿复发   D. 贫血

19. 甲状腺减退症可有的临床表现为：   ( )

    A. 表情淡漠   B. 皮肤湿润

    C. 腹泻   D. 毛发浓密

三、多选题

1. 甲状腺功能减退症患者贫血的原因是：   ( )

    A. TH 缺乏引起的血红蛋白合成障碍

B. 肠道吸收铁障碍引起铁缺乏

C. 肠道吸收叶酸障碍

D. 恶性贫血是与自身免疫性甲状腺炎伴发的器官特异性自身免疫病

E. 甲状腺素缺乏引起血红蛋白破坏增多

2. 甲状腺功能减退者常有：　　　　　　　　　　　　　　　　　（　　）

    A. 食欲旺盛　　　　　　　　　　　　B. 腹胀

    C. 便秘　　　　　　　　　　　　　　D. 麻痹性肠梗阻

    E. 黏液性巨结肠

3. 黏液性水肿昏迷的治疗包括：　　　　　　　　　　　　　　　（　　）

    A. 立即静脉补充 TH　　　　　　　　B. 保温、给氧

    C. 氢化可的松持续滴注　　　　　　　D. 控制感染，控制原发病

    E. 无需静脉补液营养脑细胞

4. 桥本氏甲状腺炎所致的甲状腺功能减退的饮食护理有：　　　　（　　）

    A. 高蛋白　　　　　　　　　　　　　B. 高维生素

    C. 低钠、低脂　　　　　　　　　　　D. 高碘

    E. 低蛋白

5. 终身 TH 替代治疗患者的药物指导有：　　　　　　　　　　　（　　）

    A. 不可随意停药或变更剂量

    B. 指导病人自我监测甲状腺激素服用过量的症状

    C. 应定期检测血 TSH

    D. 服用利尿剂的患者应监测出入量

    E. 病情好转后可随意停药

6. 甲减可出现：　　　　　　　　　　　　　　　　　　　　　　（　　）

    A. 冠心病　　　　　　　　　　　　　B. 高脂血症

    C. 慢性肾功能不全　　　　　　　　　D. 心包积液

    E. 过度通气

7. 患者，女性，50 岁。3 年前行 ^{131}I 治疗，近半年出现疲乏无力、怕冷、下肢肿胀、脱发，需要行哪些检查明确诊断：　　　　　　　　　　　　　（　　）

    A. TSH、T_3、T_4　　　　　　　　　B. T_3 抑制试验

    C. 甲状腺扫描　　　　　　　　　　　D. TRAb

    E. ESR

8. 原发性甲减与继发性甲减的相同点有：　　　　　　　　　　　（　　）

    A. 患者均有倦怠乏力、怕冷

    B. 有甲状腺手术史或 ^{131}I 治疗史

    C. 甲状腺替代治疗调药参考指标为 TSH

D. TSH 升高

E. TT_3 降低

9. 黏液性水肿昏迷的诱因有： （　　）

　　A. 寒冷　　　　　　　　　　　B. 肺部感染

　　C. 心力衰竭　　　　　　　　　D. 镇静药

　　E. 脑血管意外

10. 黏液性水肿昏迷治疗措施有： （　　）

　　A. 甲状腺激素替代　　　　　　B. 糖皮质激素应用

　　C. 保暖　　　　　　　　　　　D. 保持呼吸道通畅

　　E. 根据需要补液

四、简答题

1. 简述黏液性水肿昏迷的临床表现和诱发因素。

2. 甲减患者是否需要忌碘饮食？

3. 简述甲状腺功能减退症的用药指导。

4. 甲减患者甲状腺素片忘记服用，能否补服？

5. 简述甲状腺功能减退症患者如何给予饮食指导。

6. 患者长期服用甲状腺素片，担心有毒副作用，如何对其进行指导？

五、案例分析题

【案例 1】

患者，女性，28 岁。因乏力、毛发脱落、记忆力减退、便秘 1 个月就诊，患者近一个月来胸闷、憋气、精神弱、食欲减退、乏力、体重增加。孕 6 周。查体：T 35.6℃，R 14 次/分，P 70 次/分，BP 90/60 mmHg，面色苍白，表情淡漠，面颊及眼睑水肿，声音嘶哑，皮肤干燥，舌体肥大，甲状腺质地中等，结节样改变。测定血清中 T_3、T_4 偏低，TSH 水平偏高，诊断为"甲状腺功能减退症"。予甲状腺激素替代治疗，对症处理。患者入院第 4 天咳嗽、胸痛、嗜睡，T 35.1℃，R 12 次/分，P 69 次/分，BP 90/60 mmHg，胸部 X 片示：两下肺肺炎。予抗炎、对症和支持治疗。

1. 下列哪项关于甲减的描述是不正确的： （　　）

　　A. 甲状腺功能减退症多见于中年女性，男女比例为 1：5～1：10

　　B. 多数起病隐袭，发展缓慢

　　C. 一般表现为易疲劳、怕冷、体重增加、记忆力减退、智力低下等

　　D. 替代治疗首选甲巯咪唑口服

2. 诊断甲减第一线实验室指标为： （　　）

A. TSH、FT_4
B. TSH、FT_3
C. FT_3、FT_4
D. TT_3、TT_4

3. 下列哪项不是黏液性水肿昏迷的常见诱因? （　　）
   A. 使用麻醉剂
   B. 感染
   C. 炎热
   D. 寒冷

4. 甲状腺功能减退症的药物护理中服用甲状腺激素不包括: （　　）
   A. 用药前后测脉搏
   B. 不可随意增减或停药
   C. 从生理剂量开始
   D. 定时测体重

5. 甲状腺功能减退症的药物护理中服用甲状腺激素时应注意哪些?

【案例2】

男婴4个月,不会独坐,逗引不笑,经常便秘,少哭,皮肤粗糙,鼻梁宽平,初步诊断为甲状腺功能减低症。

1. 该患者不需做下列哪项检查? （　　）
   A. 血清 T_3、T_4
   B. 血清 TSH
   C. X 摄片了解骨龄
   D. 血清 C 反应蛋白

2. 该患者主要治疗药物为: （　　）
   A. 甲状腺片
   B. 碘化钾
   C. 苯丙酸诺龙
   D. 生长激素

3. 下列哪项不属于该患儿的护理措施? （　　）
   A. 保暖、防止感染
   B. 保证营养供应
   C. 保持大便通畅
   D. 定时监测血糖

4. 甲状腺功能减退最常见的原因为: （　　）
   A. 原发性甲状腺功能减退症
   B. 垂体肿瘤
   C. 放射
   D. 下丘脑病变

参 考 答 案

一、填空题

1. 自身免疫性甲状腺炎　2. TSH 增高　FT_4 减低　3. 高蛋白　高维生素　低钠　低脂肪　细嚼慢咽　少量多餐　4. 严重躯体疾病　甲状腺素替代中断　寒冷　感染　手术　使用麻醉、镇静药物　5. 智力障碍
6. 6~12　7. 易疲劳　怕冷　体重增加　记忆力减退　智力低下
8. 左甲状腺素　9. 低甲状腺素血症　甲状腺激素抵抗　10. 血清 TSH 升高　TT_4、FT_4 降低　11. 左甲状腺素（优甲乐）　餐前 30 分钟

12. 表情淡漠　面色苍白　皮肤干燥发凉、粗糙脱屑　颜面、眼睑和手部皮肤水肿　声音嘶哑　毛发稀疏　**13.** 黏液性水肿昏迷　**14.** 临床甲减　亚临床甲减　**15.** 临床表现　实验室检查如 TSH 升高,FT$_4$ 减低

二、单选题

1. A 解析:甲状腺功能下降最主要的症状表现为出汗减少、畏冷、动作迟缓、易疲劳、智力减退、食欲缺乏、大便秘结、体重增加、黏液性水肿。

2. C 解析:甲状腺功能减退症患者皮肤的特征性表现是黏液性水肿、心率减慢、心输出量下降;常伴呼吸、消化、神经系统的症状。

3. D 解析:放射性^{131}I治疗适用于:① 中度甲亢;② 年龄在 25 岁以上者;③ 经抗甲状腺药物治疗无效或对其过敏者;④ 合并心、肝、肾等疾病不宜手术或不愿手术者;口服碘剂适用于术前准备和甲状腺危象。因患者合并心房纤颤,手术耐受较差,风险较大,综合考虑选 D。

4. C 解析:^{131}I治疗甲状腺功能亢进症后大多数患者无不良反应。最重要的并发症是永久性甲状腺功能低下症,也是最常见的并发症。

5. C 解析:原发性甲减最早表现为 TSH 升高。

6. C 解析:甲状腺功能减退患者不可随意增减和停药,否则可能导致心血管疾病,如心肌缺血、心肌梗死或者充血性心力衰竭。

7. A 解析:在引起甲减的病因中,原发性甲减约占 99%。

8. D 解析:甲状腺功能减退症的临床表现为疲乏、怕冷、反应迟钝、记忆力减退、精神抑郁、月经不调、肌肉痉挛等。

9. B 解析:基础代谢率是指单位时间内机体在基础状态下的能量代谢。

10. B **11. D**

12. A 解析:甲状腺功能减退症最常见的是自身免疫性甲状腺炎引起的 TH 合成和分泌减少。

13. D **14. C** **15. D**

16. D 解析:最小剂量纠正甲减且不引起明显副作用。

17. B 解析:甲减患者的心肌黏液性水肿导致心肌收缩力减弱、心动过缓、心排血量下降。

18. A 解析:甲状腺次全切除会导致甲减。

19. A 解析:甲减患者典型者可见黏液性面容:表情淡漠、面色苍白、皮肤干燥发凉、毛发稀疏。

三、多选题

1. ABCD

2. BCDE　解析:甲减患者常有畏食、腹胀、便秘等。

3. ABCD

4. ABC　**解析**：高蛋白、高维生素、低钠低脂、避免摄取含碘食物和药物。

5. ABCD

6. ABCD　**解析**：甲减可能会影响心血管系统、血液系统、消化系统以及内分泌生殖系统。

7. AC　**8.** AE　**9.** ABCDE　**10.** ABCDE

四、简答题

1. 黏液性水肿昏迷的临床表现为：嗜睡、低温（<35℃）、呼吸减慢、心动过缓、血压下降、四肢肌肉松弛、反射减弱或消失，甚至昏迷、休克。其诱发因素为严重躯体疾病、甲状腺素替代中断、寒冷、感染、手术和使用麻醉、镇静药物等。

2. 维持碘摄入量在尿碘100～199μg/L。（1）对于长期缺碘，合成甲状腺激素的原料不足，使甲状腺激素生成减少而导致的甲状腺功能减退，予补碘饮食。（2）对于甲状腺不发育或发育不良使甲状腺激素合成及分泌严重不足，或者由于受体缺陷使甲状腺激素不能发挥作用导致的甲状腺功能减退，予普食。（3）对于桥本氏甲状腺炎导致的甲状腺功能减退，予低碘饮食，忌食海带、紫菜等高碘食物，海鱼含碘量不高可以进食。

3. （1）不可随意停药或变更剂量。（2）对需终身替代治疗者，向其解释终身坚持服药的重要性和必要性。（3）指导患者自我监测甲状腺激素服用过量的症状，如出现多食、消瘦、脉搏>100次/分、心律失常、体重下降、发热、大汗、情绪激动等情况时，及时报告医生。（4）长期替代治疗者宜每6～12个月检测一次甲状腺功能。对有心脏病、高血压、肾炎的患者，告知患者应按期复诊，特别注意剂量的调整，不可自行减量和增量。（5）同时服用利尿剂时，需记录24小时出入量。

4. 可以。但是遵医嘱在同一时间服用为宜。

5. （1）给予高蛋白、高维生素、低钠、低脂肪饮食，细嚼慢咽，少量多餐。（2）进食粗纤维食物，如蔬菜、水果或全麦制品，促进肠胃蠕动。

6. 甲状腺素是人体正常的激素，口服甲状腺素片用于缺乏该激素的患者需要进行替代治疗。长期服用，如果剂量掌握得准确，使人体的新陈代谢在正常范围，对人体没有副作用。因此，要指导患者遵医嘱按时服药，不可随意改变剂量或停药。

五、案例分析题

【案例1】

　　1. D　**2.** A　**3.** C　**4.** C

　　5. 用药前后测脉搏、不可随意增减或停药、定时测体重。

【案例2】

　　1. D　**2.** A　**3.** D　**4.** A

第三章　肾上腺皮质功能减退症

一、填空题

1. 原发性慢性肾上腺皮质功能减退症会使_____。

2. 垂体功能减退所致继发性肾上腺皮质功能减退症也会使_____。

3. 原发性肾上腺皮质功能减退症出现血浆 ACTH_____。

4. 继发性肾上腺皮质功能减退症会出现血浆 ACTH_____。

5. 原发性慢性肾上腺皮质功能减退症的常见病因_____。

6. Addison 病患者有_____。

7. 原发性肾上腺皮质功能减退症常见临床表现_____、_____、

_____。

8. Addison 病有_____、_____降低。

二、单选题

1. Addison 病最具特征性的临床表现为：　　　　　　　　　　　　（　　）

　　A. 全身皮肤色素沉着　　　　　　　B. 神经、精神系统表现

　　C. 稀释性低钠血症　　　　　　　　D. 性功能减退

2. Addison 病最具诊断价值的是：　　　　　　　　　　　　　　　（　　）

　　A. 血皮质醇测定　　　　　　　　　B. 尿皮质醇测定

　　C. 尿 17-羟测定　　　　　　　　　D. ACTH 兴奋试验

3. 关于慢性肾上腺皮质功能减退症，下列说法错误的是：　　　　（　　）

　　A. 分为原发性和继发性

　　B. 原发性的又叫 Addison 病

　　C. 原发性者是由于双侧肾上腺的绝大部分被毁

　　D. 继发性者是由于恶性肿瘤转移引起

4. Addison 病最常见的病因为：　　　　　　　　　　　　　　　　（　　）

　　A. 自身免疫性肾上腺炎　　　　　　B. 肾上腺结核

　　C. 恶性肿瘤转移　　　　　　　　　D. 葡萄球菌性肾上腺炎

5. 抢救肾上腺危象，下列说法正确的是：　　　　　　　　　　　（　　）

　　A. 立即手术治疗

　　B. 立即进行病因治疗

C. 静脉滴注糖皮质激素,补充盐水、葡萄糖及治疗存在的应激状态

D. 进行基础治疗

6. Addison 病患者,应用肾上腺皮质激素替代治疗,下列说法正确的是: （　　）

A. 每日 1 次给药即可　　　　　　　B. 给药途径以肌注为主

C. 应终身使用激素替代治疗　　　　　D. 有感染或手术时应停用

7. 关于肾上腺危象,下列说法不正确的是: （　　）

A. 常发生于感染、创伤等应激情况下

B. 可有恶心、呕吐、腹泻的表现

C. 可有精神失常

D. 可有高血糖症

（8～9 题共用题干）

　　患者,男性,38 岁。因进行性消瘦伴体位性头晕,饭前经常心悸、手抖就诊,既往结核病史（－）,查体消瘦,皮肤色素沉着,血压 78/50 mmHg,血糖 3.0mmol/L,抗肾上腺抗体（－）,皮质醇 72mmol/L（正常 165～441 mmol/L）。

8. 最有可能的诊断是: （　　）

A. Addison 病　　　　　　　　　　B. Nelson's 综合征

C. 继发性肾上腺皮质功能减退　　　　D. 低血糖症

9. 为进一步鉴别原发性或继发性肾上腺皮质功能减退,下述哪种检查最有

意义? （　　）

A. 测血浆肾素、醛固酮　　　　　　　B. 测 24 小时尿 17-羟类固醇

C. 测 24 小时尿游离皮质醇　　　　　D. ACTH 兴奋试验

（10～12 题共用题干）

　　Addison 病患者,34 岁,男性。多年来一直服用泼尼松治疗,近 1 个月来出现盗汗、午后低热、乏力,消瘦更加明显,血沉 60 mm/h。OT 试验强阳性。

10. 此时应考虑患者可能有: （　　）

A. 活动期结核　　　　　　　　　　B. 合并有一般的感染

C. 非活动期结核　　　　　　　　　D. 肾上腺危象

11. 应给予的治疗为: （　　）

A. 广谱抗生素治疗　　　　　　　　B. 抗结核治疗

C. 加用免疫抑制剂　　　　　　　　D. 减少激素剂量

12. 为防止肾上腺危象的发生,在应用下列哪种药物时应增加激素替代量?

（　　）

A. 乙胺丁醇　　　　　　　　　　　B. 青霉素

C. 利福平　　　　　　　　　　　　D. 利舍平

（13～16 题共用题干）

患者，女性，30 岁。主因流涕、咽痛、咳嗽、发热 10 天，昏迷 2 小时急诊，患者既往有 Addison 病史，查体：P 114 次/分，律齐，R 23 次/分，Bp 75/55 mmHg，双肺听诊：呼吸音粗，右下肺可闻及少许湿啰音。

13. 该患者最可能的昏迷原因是：　　　　　　　　　　　　　　（　　）

　　A. 低血糖昏迷　　　　　　　　　　B. 低血压昏迷

　　C. 肺性脑病　　　　　　　　　　　D. 肾上腺危象

14. 该患者急需的检查是：　　　　　　　　　　　　　　　　　（　　）

　　A. 胸片　　　　　　　　　　　　　B. 心电图

　　C. 电解质及血糖　　　　　　　　　D. 血常规

15. 抢救患者最需要的治疗是：　　　　　　　　　　　　　　　（　　）

　　A. 补充鲜血以升压　　　　　　　　B. 激素减量、加大抗生素用量

　　C. 补充葡萄糖　　　　　　　　　　D. 补充盐水及糖皮质激素

16. 抢救成功后应告诉患者今后应注意：　　　　　　　　　　　（　　）

　　A. 发热时糖皮质激素加量　　　　　B. 发热时大量饮水

　　C. 低糖饮食　　　　　　　　　　　D. 经常应用抗生素预防感染

三、多选题

1. Addison 病的病因有：　　　　　　　　　　　　　　　　　（　　）

　　A. 肾上腺结核　　　　　　　　　　B. 严重脑膜炎球菌感染

　　C. 严重败血症　　　　　　　　　　D. 自身免疫性肾上腺炎

　　E. 恶性肿瘤转移

2. 关于 Addison 病的治疗，下列说法正确的有：　　　　　　　（　　）

　　A. 应终生使用肾上腺皮质激素替代补充

　　B. 平时采用基础量的肾上腺皮质激素，以补充生理需要，在有并发症时根据具体情况适当增加

　　C. 宜模仿激素分泌周期在清晨睡醒时服全日量的 1/3，下午 4 时服余下的 2/3

　　D. 食盐的摄入量应充分，部分患者需加用盐皮质激素

　　E. 对有活动性结核患者，应积极抗结核治疗，同时适当减少补充替代的肾上腺皮质激素量

3. 下列症状可出现在 Addison 病患者的是：　　　　　　　　　（　　）

　　A. 乏力、淡漠、疲劳

　　B. 食欲减退、消化不良、恶心、呕吐

　　C. 头晕、眼花、直立性晕厥

    D. 女性月经失调、男性性功能减退

    E. 皮肤色素加深

4. 皮肤色素沉着与下列哪几项分泌有关？   （   ）

    A. 垂体 ACTH   B. 黑色素细胞刺激素

    C. 促脂素   D. 类固醇

    E. 皮质醇

5. Addison 病患者在食盐及盐皮质激素治疗时应注意：   （   ）

    A. 食盐的摄入量应充分

    B. 如有大量出汗应酌加食盐摄入量

    C. 食盐每日应至少摄入 20 g

    D. 若患者充分摄盐后，仍有头晕、乏力、低血压，应加用盐皮质激素

    E. 如有水肿、高血压、低血钾应减量

6. 抢救肾上腺危象的原则是：   （   ）

    A. 静脉滴注糖皮质激素   B. 补充盐水、葡萄糖

    C. 积极治疗感染及其他诱因   D. 糖皮质激素加量口服

    E. 以上都对

7. 属于自身免疫性疾病的是：   （   ）

    A. 慢性淋巴细胞性甲状腺炎   B. 甲状腺功能减退症

    C. Graves 病   D. 1 型糖尿病

    E. Addison 病

8. 下列激素中哪些不属于类固醇激素？   （   ）

    A. 促肾上腺皮质激素   B. 肾上腺皮质激素

    C. 促甲状腺素   D. 血管紧张素 Ⅱ

    E. 前列腺素

四、简答题

1. 临床上 Addison 病的病因有哪些？

2. 肾上腺危象的抢救处理有哪些？

3. 简述 Addison 病患者的临床表现。

4. 简述 Addison 病患者在食盐及盐皮质激素治疗时的注意事项。

五、案例分析题

    患者，女性，30 岁。主因流涕、咽痛、咳嗽、发热 10 天，昏迷 2 小时急诊，患者既往有 Addison 病史，查体：P 114 次/分，律齐，R 23 次/分，Bp 75/55 mmHg，双肺听诊：呼吸音粗，右下肺可闻及少许湿啰音。

1. 该患者最可能的昏迷原因是什么?

2. 抢救患者最需要的治疗是什么?等抢救成功后应该告诉患者注意什么?

参 考 答 案

一、填空题

1. 皮肤色素加深　**2.** 皮肤色素变淡　**3.** 升高　**4.** 降低　**5.** 肾上腺结核　**6.** ACTH 兴奋试验阳性　**7.** 厌食恶心、腹泻　肌肉关节和腹痛　直立性眩晕　**8.** 尿 17 -羟类固醇　17 -酮类固醇

二、单选题

1. A　**解析:**皮肤、黏膜色素沉着是最具特征性表现。

2. D　**解析:**最具诊断价值是 ACTH 兴奋试验。

3. D　**4.** B

5. C　**解析:**抢救肾上腺危象迅速建立两条静脉通路并保持输液顺畅,按医嘱补充生理盐水、葡萄糖液和糖皮质激素,注意观察药物疗效。

6. C　**7.** D　**8.** A　**9.** D　**10.** A　**11.** B　**12.** C　**13.** D　**14.** C　**15.** D　**16.** D

三、多选题

1. ABCDE　**2.** ABD　**3.** ABCDE　**4.** ABC　**5.** ABDE　**6.** ABC

7. ABC　**8.** ACDE

四、简答题

1. 原发性慢性肾上腺皮质功能减退者(Addison 病)因双侧肾上腺皮质破坏,肾上腺皮质激素和盐皮质激素分泌缺乏引起。主要原因是自身免疫性肾上腺炎和肾上腺结核,其他如双侧肾上腺切除、真菌感染、白血病细胞浸润和肿瘤转移等引起者少见。

2. 常在肾上腺功能不全的前提下,患者发生感染、创伤、手术等应急因素而诱发肾上腺危象,也可由大剂量使用糖皮质激素后,反馈抑制皮质醇的分泌,使垂体、肾上腺萎缩,如使用不当而骤然停药,可引起肾上腺危象。表现为高热、恶心、呕吐、腹泻等,可发生休克,需要紧急处理:静脉滴注糖皮质激素,补充盐水、葡萄糖及治疗存在的应激状态,监测治疗效果,如电解质、血糖、尿素等指标。

3. 乏力、淡漠、疲劳;食欲减退、消化不良、恶心、呕吐;头晕、眼花、直立性晕厥;女性月经失调、男性性功能减退;皮肤色素加深。

4. 食盐的摄入量应充分;如有大量出汗应酌加食盐摄入量;若患者充分

摄盐后,仍有头晕、乏力、低血压,应加用盐皮质激素;如有水肿、高血压、低血钾应减量。

五、案例分析题

1. 该患者可能发生了肾上腺危象。

2. 抢救时应补充盐水葡萄糖液及糖皮质激素;抢救成功后应告诉患者注意发热时糖皮质激素加量。

第四章 库欣(Cushing)综合征

一、填空题

1. 酮康唑可使_____减少。
2. 氨鲁米特能_____转变为_____,使_____受阻。
3. 米托坦可使肾上腺皮质束状带及网状带_____、_____、_____。
4. 垂体未发现肿瘤的 Cushing 病治疗方法是_____。
5. Meador 综合征治疗方法是_____。
6. Cushing 综合征_____、_____,_____不被抑制。
7. Cushing 病是垂体瘤分泌大量的_____,引起_____。
8. 正常人皮质醇节律为_____,_____。
9. Cushing 综合征是由于_____糖皮质激素(主要是皮质醇),导致人体代谢明显紊乱,从而出现的一系列相应的临床表现。
10. Cushing 综合征最常见的原因是_____。
11. Cushing 综合征患者宜进食_____、_____、_____、_____、_____的食物。
12. Cushing 病首选的治疗方案是_____。
13. Cushing 综合征患者常有_____、_____、_____以及_____。
14. _____是鉴别 Cushing 综合征与肥胖症的检查。
15. _____是鉴别 Cushing 病和肾上腺皮质癌的检查。
16. Cushing 综合征患者可有红细胞数及血红蛋白增多,原因是_____。

二、单选题

1. 库欣综合征是: （   ）
   A. 腺垂体分泌增强
   B. 促肾上腺皮质激素分泌增多
   C. 甲状腺激素分泌增多
   D. 肾上腺髓质分泌增强
2. 肾上腺皮质肿瘤引起的库欣综合征与库欣病鉴别,最有意义的试验检查是: （   ）

    A. 血皮质醇昼夜节律　　　　　　B. 24 小时尿 17 -羟类固醇

    C. 过夜地塞米松抑制试验　　　　D. 大剂量地塞米松抑制试验

3. 患者,女性,26 岁。肥胖、头痛伴闭经 1 年半。查体:BP180/110 mmHg,向心性肥胖,满月脸,皮肤薄,有痤疮,腹壁有宽大紫纹,下肢胫前可见凹陷性水肿。为明确库欣综合征诊断,拟检查: （　　）

    A. 血浆皮质醇　　　　　　　　　B. 尿游离皮质醇

    C. 血皮质醇昼夜节律　　　　　　D. 小剂量地塞米松抑制试验

4. Cushing 综合征最常见的原因是: （　　）

    A. 垂体分泌 ACTH 过多

    B. 垂体以外的肿瘤分泌 ACTH 过多

    C. 肾上腺皮质腺瘤

    D. 肾上腺皮质癌

5. Cushing 综合征患者可有红细胞数及血红蛋白增多,原因是: （　　）

    A. 皮质醇刺激骨髓

    B. 慢性缺氧刺激骨髓代偿性增生

    C. 肾脏促红细胞生成素分泌增多

    D. 肾上腺素分泌增多引起应激性红细胞增多症

6. 下列哪项不是 Cushing 综合征患者下腹两侧、大腿外侧等处常出现紫纹的原因? （　　）

    A. 肥胖　　　　　　　　　　　　B. 皮肤薄

    C. 脂肪合成受抑制　　　　　　　D. 蛋白分离亢进

7. 下列哪项不是 Cushing 综合征患者发生高血压的原因? （　　）

    A. 肾素-血管紧张素系统激活

    B. 对血管活性物质加压反应增强,血管舒张系统受抑制

    C. Cushing 综合征患者常伴有动脉硬化和肾小动脉硬化

    D. 儿茶酚胺分泌过多

8. 依赖垂体 ACTH 的 Cushing 病患者的双侧肾上腺增生,其病变的细胞主要为: （　　）

    A. 所有肾上腺皮质细胞　　　　　B. 所有肾上腺髓质细胞

    C. 肾上腺皮质球状带细胞　　　　D. 肾上腺皮质束状带细胞

9. Cushing 病最多见的垂体病变是: （　　）

    A. 微腺瘤　　　　　　　　　　　B. 小腺瘤

    C. 大腺瘤　　　　　　　　　　　D. 恶性肿瘤

10. 引起异位 ACTH 综合征的肿瘤最常见的是: （　　）

    A. 甲状腺髓样癌　　　　　　　　B. 胸腺癌

   C. 小细胞性肺癌   D. 胰腺癌

11. 鉴别肾上腺皮质腺瘤与异位 ACTH 综合征最简便的实验室检查是：

                                                          (   )

   A. 血皮质醇测定   B. 尿 17-羟、17-酮测定
   C. 血 ACTH 测定   D. 小剂量地塞米松抑制试验

12. 某患者口唇色素沉着明显，尿 17-羟皮质醇增高，血 ACTH 明显增高，小剂量及大剂量地塞米松均不能抑制。其最可能的病因是：   (   )

   A. Cushing 综合征   B. 肾上腺腺瘤
   C. 异位 ACTH 综合征   D. 肾上腺癌

13. 下列哪种临床表现在 Cushing 综合征患者中少见？   (   )

   A. 向心性肥胖   B. 高血压
   C. 高血糖   D. 胆固醇明显增高

14. 由肾上腺皮质肿瘤引起的 Cushing 综合征，其皮质醇的分泌：   (   )

   A. 呈自主性
   B. 受垂体前叶分泌的 ACTH 控制
   C. 受中枢神经系统控制
   D. 受皮质醇反馈抑制

15. 下列各项检查中，哪项用来鉴别 Cushing 病和肾上腺皮质癌较可信？

                                                            (   )

   A. 血皮质醇测定   B. 尿游离皮质醇测定
   C. 尿 17-羟测定   D. 大剂量地塞米松抑制试验

16. 患者，女性，45 岁，因"半年体重增加 25 kg，伴月经紊乱、头痛、多毛"就诊，蝶鞍 X 片未见蝶鞍扩大，皮质醇节律消失，小剂量地塞米松抑制率 20%，大剂量地塞米松抑制率 60%，则最可能的诊断是：   (   )

   A. 肥胖症   B. Cushing 病
   C. 肾上腺皮质腺瘤   D. 肾上腺皮质癌

17. 下列各项试验中，哪一项鉴别 Cushing 综合征与肥胖症较好？   (   )

   A. 小剂量地塞米松抑制试验   B. CEH 兴奋试验
   C. ACTH 兴奋试验   D. 美替拉酮试验

18. 鉴别 Cushing 综合征与肥胖症，下列哪一项指标较好？   (   )

   A. 血浆皮质醇浓度   B. 血浆 ACTH 水平
   C. 血糖   D. 尿游离皮质醇

19. 异位 ACTH 综合征较常见的水、电解质及酸碱平衡紊乱是：   (   )

   A. 稀释性低钠血症伴代谢性碱中毒
   B. 低血钾性碱中毒

    C. 高血钾性碱中毒

    D. 低血钾性酸中毒

20. 如果经血 ACTH 及血、尿皮质醇测定,大剂量地塞米松抑制试验,头颅、胸腹部影像学等检查仍不能鉴别垂体性 Cushing 病和异位 ACTH 综合征,则采取下列哪种方法进行鉴别最为可靠?　　　　　　　(　)

    A. ACTH 兴奋试验

    B. 美替拉酮试验

    C. 垂体静脉与外周静脉 ACTH 浓度比

    D. 先注射 CRH,然后测定垂体静脉与外周静脉血 ACTH 浓度比

21. 男性 Cushing 综合征患者,性欲减退、阴茎缩小和睾丸变软的原因主要是:　　　　　　　　　　　　　　　　　　　　　(　)

    A. 肾上腺雄激素产生过多

    B. 肾上腺雄激素产生减少

    C. 垂体原发病变,造成促性腺激素释放减少

    D. 皮质醇抑制垂体促性腺激素

22. 患者,女性,40 岁,因"头昏、失眠、易烦躁 3 个月"就诊,查体:身高 155 cm,体重 70 kg,血压 22/12 kPa,向心性肥胖型,面如满月,颜面呈现暗红色,下腹两侧及大腿外侧可见紫红色条纹。此患者首先应考虑作哪项检查?　(　)

    A. 血 ACTH 测定　　　　　　　　B. 颅脑 CT 或 MRI

    C. 血、尿皮质醇测定　　　　　　　D. 小剂量地塞米松抑制试验

23. Cushing 病首选的治疗方案是:　　　　　　　　　　　　(　)

    A. 垂体微腺瘤切除术

    B. 垂体放疗

    C. 双侧肾上腺切除术加激素替代治疗

    D. 一侧肾上腺全切加对侧肾上腺大部切除术

三、多选题

1. 下列关于垂体性 Cushing 病的说法正确的有:　　　　　　(　)

    A. 约占 Cushing 综合征的 70%

    B. 多见于成人,女性多于男性

    C. 多见于儿童和青少年

    D. 约 80% 患者的垂体病变为 ACTH 微腺瘤

    E. ACTH 微腺瘤可受 CRH 兴奋

2. 下列各项中可以引起异位 ACTH 综合征的有:　　　　　　(　)

    A. 支气管类癌　　　　　　　　　B. 神经母细胞瘤

C. 嗜铬细胞瘤   D. 燕麦细胞癌

E. 胸腺瘤

3. 作为 Cushing 病的辅助治疗药物,哪些是通过影响神经递质起作用的? ( )

A. 溴隐亭   B. 赛庚啶

C. 丙戊酸钠   D. 酮康唑

E. 安鲁米特

4. 下列药物中哪些是阻滞肾上腺皮质激素合成的药物? ( )

A. 溴隐亭   B. 米托坦

C. 美替拉酮   D. 安鲁米特

E. 酮康唑

四、简答题

1. 何谓库欣综合征,如何分类?

2. 简述库欣综合征的治疗方法。

3. 临床上常用地塞米松抑制试验来辅助进一步诊断,护理上应怎样配合?

4. 怎样对库欣综合征患者进行饮食护理?

五、案例分析题

【案例 1】

患者,男性,39 岁,3 个月前无明显诱因出现口干、多饮、多尿、乏力,当时未予以重视,近 10 天来口干、多饮、多尿、乏力症状较前加重,今日查空腹血糖 10.7 mmol/L,尿常规:血(＋)、葡萄糖(＋)、白细胞(＋),为进一步诊治而入院。入院时:神清,精神可,满月脸,腹大隆起似球形,向心性肥胖,腿部内侧皮肤存在紫纹,腹部水肿,局部皮肤有淤青红点,颈背部脂肪增厚,口干、多饮、多尿,夜尿 2～3 次,体重增加 10 kg,目胀、视物模糊,容易疲劳,大小便正常,夜寐安。T 36.5℃,P 72 次/分,R 18 次/分,BP 150/85 mmHg。24 小时尿游离皮质醇测定为阳性,诊断为"库欣综合征"。地塞米松抑制试验后,血皮质醇被抑制,提示垂体性 ACTH 分泌过多。入院后予降糖、降压、抗炎等对症治疗。患者缺乏疾病相关知识,担心眼部症状加重影响日后生活和工作。

1. 库欣综合征是哪类激素分泌过量? ( )

A. 性激素   B. 糖皮质激素(主要是皮质醇)

C. 生长激素   D. 盐皮质激素(主要是由醛固酮)

2. 库欣综合征出现紫纹的主要原因是: ( )

A. 蛋白质分解代谢增强   B. 皮下脂肪堆积,弹性纤维断裂

C. 脂肪分解增强   D. 蛋白质合成下降

3. 异位 ACTH 综合征引起的皮质醇增多症,最常见是以下何种病变所致? ( )

  A. 胃癌   B. 肝癌

  C. 肺癌   D. 胰腺癌

4. 怀疑 Cushing 综合征时,最好的激素测定是: ( )

  A. 血糖测定   B. 17 -羟、17 -酮类固醇测定

  C. 尿游离皮质醇测定   D. 血 ACTH 测定

5. 患者目胀、视物模糊,担心日后眼部问题影响生活和工作,如何护理?

【案例 2】

    患者,女性,28 岁,于 2012 年 2 月开始出现进行性体重增加,月经不调,面部皮肤潮红,腹部及双下肢皮肤出现紫纹,伴有血压、血糖升高,血压最高达 190/130 mmHg,空腹血糖 8.27 mmol/L,曾多次在当地医院就诊,但效果不佳。2014 年 2 月自诉半年体重增加约 15 kg,查随机血糖 25.5 mmol/L,行头颅核磁共振提示"垂体左侧部及海绵窦内病变,考虑为垂体瘤",肾上腺 CT 示"双侧肾上腺增粗,考虑为肾上腺增生",门诊拟"Cushing 综合征"收入内分泌科治疗。

1. 皮质醇增多症最典型的临床表现哪项是错误的? ( )

  A. 向心性肥胖,紫纹,多血质   B. 性功能亢进

  C. 血压增高   D. 骨质疏松

2. Cushing 病是: ( )

  A. 肾上腺皮质瘤产生大量糖皮质激素

  B. 垂体瘤分泌大量的 ACTH,引起肾上腺皮质增生

  C. 长期服用大量的糖皮质激素,引起向心性肥胖

  D. 异位 ACTH 所致肾上腺皮质增生

3. 关于 Cushing 综合征下列哪一项是错误的 ( )

  A. 主要临床表现向心性肥胖、高血压、骨质疏松

  B. 肾上腺皮质增生少见

  C. 皮肤可以出现淤斑和紫纹

  D. 儿童患者腺癌多见

4. 关于正常人皮质醇节律,下列说法哪项最正确 ( )

  A. 清晨最高,午夜最低   B. 下午最高,午夜最低

  C. 清晨最高,下午最低   D. 午夜最高,清晨最低

【案例 3】

患者,男性,48 岁。近半年咳嗽、反复痰中带血,乏力,皮色变黑,血压 160/92 mmHg,肺部有阴影 3 cm×4 cm,呈分叶及细毛刺,尿 17 -羟皮质类固醇 194.3 μmol/24 h,血浆 ACTH 8am 350 ng/L (正常值 22 ng/L),血钾 2.1 mmol/L。

1. 该患者最可能的诊断是: ( )

    A. 肾上腺皮质增生   B. 肾上腺皮质癌

    C. 原发性醛固酮增生症   D. 异位 ACTH 综合征

2. 异位 ACTH 综合征最具诊断意义的临床表现是: ( )

    A. 向心性肥胖   B. 皮肤紫纹

    C. 低血钾   D. 皮肤色素沉着

3. 异位 ACTH 综合征病人,皮肤色素加深的原因是: ( )

    A. 肿瘤产生大量皮质醇

    B. 垂体分泌大量 ACTH

    C. 肿瘤造成肝脏损害

    D. 肿瘤产生大量 ACTH、B-CPH、N-POMC

4. 引起异源性 ACTH 综合征最常见的疾病是: ( )

    A. 肺癌   B. 胸腺癌

    C. 嗜铬细胞瘤   D. 甲状腺癌

参 考 答 案

一、填空题

1. 皮质类固醇产生量 **2.** 抑制胆固醇 孕烯醇酮 皮质激素合成 **3.** 萎缩 出血 细胞坏死 **4.** 肾上腺皮质切除加垂体放疗 **5.** 双侧肾上腺切除加激素替代 **6.** 尿游离皮质醇 17 -羟、17 -酮增高 小剂量地塞米松抑制试验 **7.** ACTH 肾上腺皮质增生 **8.** 清晨最高 午夜最低 **9.** 肾上腺分泌过量 **10.** 垂体分泌 ACTH 过多 **11.** 低热量 低碳水化合物 低钠 高钾 高蛋白 **12.** 垂体微腺瘤切除术 **13.** 向心性肥胖 高血压 高血糖 骨质疏松 **14.** 小剂量地塞米松抑制试验 **15.** 大剂量地塞米松抑制试验 **16.** 皮质醇刺激骨髓红细胞增生

二、单选题

    1. B **解析:**库欣综合征是由于肾上腺皮质分泌过量糖皮质激素(主要是皮质醇),导致人体代谢明显紊乱,从而出现一系列相应的临床表现。

2. D **解析**:大剂量地塞米松试验皮质醇抑制超过 50%,提示为垂体性皮质醇增多症,而肾上腺皮质肿瘤或异位 ACTH 综合征不被抑制。

3. B **解析**:尿游离皮质醇能反映血中游离皮质醇水平,且少受其他因素干扰,诊断价值高。

4. A 5. A

6. C **解析**:由于肥胖、皮肤纤维断裂等原因。

7. D **解析**:主要与肾素-血管紧张素系统激活等有关。

8. D 9. A 10. C

11. C **解析**:垂体性库欣病和异位 ACTH 综合征者对 ACTH 兴奋试验常有反应,原发性肾上腺皮质肿瘤多无反应。

12. C **解析**:不能被抑制者可能为原发性肾上腺皮质肿瘤或异位 ACTH 综合征。

13. D **解析**:Cushing 综合征患者常有向心性肥胖、高血压、高血糖以及骨质疏松。

14. A

15. D **解析**:大剂量地塞米松抑制试验不能被抑制者可能为原发性肾上腺皮质肿瘤或异位 ACTH 综合征。

16. B **解析**:各类型库欣综合征都不能小剂量地塞米松抑制,抑制率在 50% 以下表示不能被抑制。

17. A

18. D **解析**:库欣综合征患者血浆皮质醇水平增高且昼夜节律消失。

19. B **解析**:大量皮质醇有潴钠排钾作用。

20. D 21. D 22. D 23. A

三、多选题

1. ABDE 2. ABCDE 3. ABC 4. BCDE

四、简答题

1. 库欣综合征又称皮质醇增多症,是由于多种病因引起肾上腺皮质长期分泌过量皮质醇所产生的一组症候群,也称为内源性库欣综合征,可分为 ACTH 依赖和 ACTH 非依赖两种。ACTH 依赖的有垂体性 ACTH 依赖性库欣综合征(又称 Cushing 病)、异位 ACTH 综合征;ACTH 非依赖的有肾上腺皮质腺瘤、肾上腺皮质癌等。而长期应用外源性肾上腺皮质激素或饮用大量酒精饮料引起的类似库欣综合征的临床表现,称为外源性、药源性或类库欣综合征。

2. 根据不同病因作相应治疗。在病因治疗前,对病情严重者,应先对症治疗以防并发症。(1) 垂体性 ACTH 依赖性库欣综合征(Cushing 病)治疗有手术、放疗和药物三种方法。（2）异位 ACTH 综合征应治疗原发性恶性肿瘤,根据具体病情手术、放疗和化疗。如不能根治,需用肾上腺皮质激素合成阻滞药。（3）肾上腺腺瘤明确部位后,手术切除可根治。肾上腺腺癌应尽可能早期手术,未能根治或已有转移者用药物治疗减少肾上腺皮质激素的分泌量。

3. 小剂量法:试验日晨 8:00 抽血测血浆皮质醇,午夜 12:00 时准时予患者口服地塞米松 1 mg,次晨 8:00 再抽血测血浆皮质醇。大剂量法:小剂量不能抑制,则行大剂量法。试验日晨 8:00 抽血测血浆皮质醇,午夜 12:00 准时予患者口服地塞米松 8 mg,次晨 8:00 再抽血测血浆皮质醇。

4. （1）进低钠、高钾、高蛋白、低碳水化合物、低热量的食物,预防和控制水肿。鼓励患者食用柑橘类、枇杷、香蕉、南瓜等含钾高的食物。（2）鼓励患者多摄取富含维生素 D 和钙的食物以预防骨质疏松。

五、案例分析题

【案例1】

1. B　2. B　3. C　4. C

5. （1）告知患者目胀、视物模糊是由于库欣综合征引起的短期内血糖升高、血压升高,导致眼球内渗透压改变引起屈光不正所致。有效控制血糖、血压后眼部症状会缓解。（2）介绍高血糖、高血压的健康教育知识。（3）安慰患者,给予心理支持。

【案例2】

1. B　2. B　3. B　4. A

【案例3】

1. D　2. D　3. D　4. A

第五章 嗜铬细胞瘤、垂体功能减退症

一、填空题

1. 嗜铬细胞瘤患者基础代谢率_____。
2. 嗜铬细胞瘤代谢紊乱表现在_____、_____、_____、____
   _____。
3. 对功能减退性内分泌疾病应首选_____。
4. 炔雌醇生理剂量_____。
5. 左甲状腺素生理剂量_____。
6. 氢化可的松生理剂量_____。
7. 嗜铬细胞瘤最常见的发生部位是_____。
8. 嗜铬细胞瘤最主要的心血管系统表现_____。

二、单选题

1. 嗜铬细胞瘤最常见的发生部位是： （　　）
   A. 肾脏　　　　　　　　　　　B. 肾上腺
   C. 腹部　　　　　　　　　　　D. 胸内
2. 肾上腺外的嗜铬细胞瘤主要位于： （　　）
   A. 颅内　　　　　　　　　　　B. 颈部
   C. 胸内　　　　　　　　　　　D. 腹主动脉旁
3. 下列关于嗜铬细胞瘤的说法不正确的是： （　　）
   A. 多见于男性
   B. 大多位于肾上腺的一侧
   C. 大多数病例如能及早诊治，可以治愈
   D. 肾上腺外的嗜铬细胞瘤除主动脉旁嗜铬体所致者外，只产生去甲肾上
      腺素，不能合成肾上腺素
4. 嗜铬细胞瘤的临床表现主要是由下列哪种物质作用于肾上腺素能受体所
   致？ （　　）
   A. 肾上腺髓质素　　　　　　　B. 嗜铬粒蛋白
   C. 多种肽类激素　　　　　　　D. 儿茶酚胺
5. 嗜铬细胞瘤最主要的症状是： （　　）

A. 高血压   B. 低血压

C. 心律失常   D. 心力衰竭

6. 嗜铬细胞瘤的特征性临床表现是：   ( )

 A. 持续性高血压   B. 阵发性高血压

 C. 持续性低血压   D. 高血压与低血压交替出现

7. 嗜铬细胞瘤患者骤发高血压危象时，首选下列哪一项措施控制血压？

                  ( )

 A. 静滴硝普钠   B. 舌下含服硝苯地平

 C. 静脉缓慢推注酚妥拉明   D. 静滴硝酸甘油

8. 患者，女性，35 岁，持续性血压升高 2 个月，疑诊嗜铬细胞瘤，则下列检查中哪一项检查的敏感性和特异性最高？   ( )

 A. 尿 VMA   B. 尿 MN

 C. 尿皮质醇   D. 尿 TMN

9. 患者，男性，40 岁，阵发性血压高 1 年，经血、尿儿茶酚胺及其代谢物测定和其他相关检查不能完全排除嗜铬细胞瘤的诊断，则下列哪一项有助于进一步的诊断？   ( )

 A. 24 小时动态血压监测   B. 基础代谢率测定

 C. 酚妥拉明试验   D. ACTH 兴奋试验

10. 患者，女性，26 岁，妊娠 8 个月，近 1 个月来常于卧位时突发头痛、心悸、多汗，测血压高达 230/140 mmHg，坐起后症状可逐渐缓解，血压恢复正常，空腹血糖为 7.8 mmol/L，电解质及肝肾功能正常。则最可能的诊断是：

                  ( )

 A. 妊娠高血压综合征   B. 原发性高血压病

 C. Addison 病   D. 嗜铬细胞瘤

11. 可引起继发性腺垂体功能减退症的是：   ( )

 A. 垂体大腺瘤   B. 席汉（Sheehan）综合征

 C. 真菌性垂体脓肿   D. 外伤性垂体柄断裂

12. 腺垂体功能减退症最常见的病因是：   ( )

 A. 颅内感染   B. 颅脑外伤

 C. 产后大出血   D. 垂体或邻近的肿瘤

13. 垂体功能减退症最早出现的靶腺功能减退是：   ( )

 A. 肾上腺皮质功能减退

 B. 性腺功能减退

 C. 甲状腺功能减退

 D. 肾上腺与甲状腺功能减退

14. 以下哪项不符合腺垂体功能减退症垂体危象的临床类型? 　　　(　)
    A. 低血糖型　　　　　　　　　　B. 高血糖型
    C. 低温型　　　　　　　　　　　D. 低血压型

15. 关于腺垂体功能减退症患者的治疗,下列选项不对的是: 　　(　)
    A. 给予左旋甲状腺素 50~150 $\mu g/d$
    B. 性激素替代,可用人工月经周期
    C. 感染时糖皮质激素用量可适当加大
    D. 可放心使用镇静安眠药

16. 下列哪项对诊断腺垂体功能减退症无意义? 　　　　　　(　)
    A. 甲状旁腺素测定　　　　　　　B. 甲状腺素测定
    C. 性腺激素测定　　　　　　　　D. 皮质醇测定

17. 垂体危象时,下列何种情况最为多见? 　　　　　　　(　)
    A. 低血糖性昏迷　　　　　　　　B. 低钾性麻痹
    C. 谵妄　　　　　　　　　　　　D. 脑梗死

18. 成人腺垂体功能减退症的最常见原因为: 　　　　　　(　)
    A. 垂体瘤　　　　　　　　　　　B. 下丘脑病变
    C. 垂体缺血性坏死　　　　　　　D. 蝶鞍区手术、放疗和创伤

19. 通常腺垂体组织破坏多少才出现临床症状? 　　　　　(　)
    A. >30%　　　　　　　　　　　B. >50%
    C. >75%　　　　　　　　　　　D. >95%

20. 下列关于腺垂体功能减退症的说法不正确的是: 　　　(　)
    A. Sheehan 综合征腺垂体功能减退症患者临床表现常为全垂体功能减退症
    B. 腺垂体功能减退症时,血浆皮质醇浓度降低,节律正常
    C. 腺垂体功能减退症时,血清总 T_3、游离 T_3 均降低,而总 T_4、游离 T_4 可正常
    D. 进行腺垂体分泌激素测定时宜相隔 15~20 分钟连续抽取等量血液 3 次,相混后送检

三、多选题

1. 关于嗜铬细胞瘤阵发性高血压型,下列说法正确的有: 　　(　)
   A. 阵发性高血压发作是由于较多的儿茶酚胺间歇地进行血循环所致
   B. 可为情绪激动、体位改变、吸烟、创伤、大小便等诱因
   C. 发作时间最短者仅数秒钟,一般数分钟,长者可达 1~2 小时,偶可达 24 小时以上

  D. 一部分患者可发展为持续性高血压伴阵发性加剧

  E. 发作时若伴有头痛、心悸、多汗三联征对诊断有重要意义

2. 关于嗜铬细胞瘤持续性高血压型,下列说法正确的有: ( )

  A. 容易误诊为原发性高血压病

  B. 对常用降压药物效果不佳,但对 α 受体阻断药、钙拮抗剂、硝普钠有效

  C. 常伴有交感神经过度兴奋和高代谢

  D. 易发生直立性低血压

  E. 酚妥拉明试验有助于原发性高血压病的诊断

3. 关于嗜铬细胞瘤的治疗,下列说法正确的有: ( )

  A. 大多数嗜铬细胞瘤可手术切除而得到根治

  B. 在手术治疗前,α 受体阻断药的应用一般不得少于两周

  C. 嗜铬细胞瘤患者有心动过速或心律失常时,一般不单独应用 β 受体阻断剂

  D. 嗜铬细胞瘤被切除后发生低血压、周围循环不良时可立即静脉滴注去甲肾上腺素治疗

  E. 嗜铬细胞瘤被切除后血压大多数立即恢复正常

4. 腺垂体功能减退症时最早表现为下列哪一种激素缺乏?   ( )

  A. 促性腺激素   B. 生长激素

  C. 催乳素   D. 促甲状腺激素

  E. 促肾上腺皮质激素

5. 关于腺垂体功能减退症的治疗,下列说法正确的有: ( )

  A. 应针对病因治疗,对于肿瘤等颅内占位性病变必须通过手术、放疗和化疗等措施首先解除压迫及破坏作用,减轻和缓解颅内高压症状

  B. 腺垂体功能减退症采用相应靶腺激素替代治疗达到满意疗效后宜缓慢阶梯减量直至停药

  C. 腺垂体功能减退症患者在遇到手术、外伤、感染等应激情况时要适量增加糖皮质激素量

  D. 腺垂体功能减退症患者进行替代治疗时,应先补给糖皮质激素,然后再补充甲状腺激素

  E. 对于垂体性侏儒症患者必须先补给盐皮质激素,然后再补充生长激素,但应防止肿瘤生长

四、简答题

1. 简述嗜铬细胞瘤引起血压升高的机制。

2. 嗜铬细胞瘤的临床表现是什么?

3. 试述垂体危象的诱因、临床类型。

4. 简述垂体危象的处理。

五、案例分析题

患者,男性,74 岁。因全身关节游走性疼痛反复发作 10 余年,再发加重 1 天入院。患者 6 年前因关节疼痛,查类风湿因子高,考虑有"类风湿性关节炎",在当地诊所服用中药治疗后症状缓解,去年 12 月份因关节疼痛再发,予口服"泼尼松"至今次入院前,住院期间发现血糖高,最高达 20 mmol/L 以上,考虑"糖尿病",予口服"二甲双胍"降糖。

试述腺垂体功能减退症的治疗的原则。

参 考 答 案

一、填空题

1. 增高 **2.** 基础代谢率增高 糖代谢紊乱 脂代谢紊乱 电解质紊乱
3. 替代治疗 **4.** 5～20 μg/d **5.** 50～150 μg/d **6.** 20～30 mg/d **7.** 肾上腺 **8.** 高血压

二、单选题

1. B **2.** D **3.** A **4.** D **5.** A **6.** B **7.** C **8.** B **9.** C **10.** D

11. D 解析:继发性腺垂体功能减退症的主要病因有:① 垂体柄损伤,如外伤、垂体或蝶鞍区手术、肿瘤压迫等;② 下丘脑及其他中枢神经系统病变,如创伤、肿瘤、结节病及组织细胞病、神经性厌食、中毒(长春新碱等)等。

12. D 解析:垂体瘤是成人腺垂体功能减退症最常见的病因。垂体瘤可分为功能性和无功能性两种,腺瘤增大可压迫正常垂体组织,使其功能减退,或功能减退与亢进合并存在。

13. B 解析:腺垂体功能减退临床表现为垂体的靶腺即性腺、甲状腺和肾上腺皮质继发性功能减退。女性闭经、不育,男性性欲减退或阳痿,女性第二性征减退等性腺功能减退的症状出现最早、最普遍。

14. B 解析:腺垂体功能减退症患者在感染、劳累、中断治疗、服用镇静安眠药等可诱发危象,出现精神障碍、躁狂、休克、昏迷、严重低血糖及水电解质紊乱、黏液性水肿性昏迷(低体温),抢救不及时常死亡。危象前常先有严重厌食、呕吐和嗜睡、意识模糊等。垂体危象不会有高血糖的表现。

15. D **解析**:本病的治疗以垂体靶腺激素替代为主。激素替代治疗原则是缺什么补什么,有肾上腺皮质功能减退的首先补充泼尼松;可以泼尼松、甲状腺素同时开始替代治疗,但不可只给甲状腺素而不补肾上腺皮质激素。甲状腺素由小剂量起分次递增到合适剂量。闭经的育龄女性,可用人工周期治疗,希望生育的促排卵治疗。男性性功能减低以长效睾酮为宜。过量使用镇静安眠药可诱发垂体危象。

16. A **解析**:腺垂体功能减退症可出现性腺、甲状腺和肾上腺功能减退的症状,相应器官的激素水平低下有助于本病的诊断。腺垂体功能减退症不影响甲状旁腺的激素分泌。

17. A **解析**:腺垂体功能减退症患者在感染、劳累、中断治疗、服用镇静安眠药等可诱发危象,出现精神障碍、躁狂、休克、昏迷或严重低血糖及水电解质紊乱,或黏液性水肿性昏迷(低体温),抢救不及时常死亡。

18. A 19. C 20. C

三、多选题

1. ABCDE 2. ABCDE 3. ABC 4. ABC 5. ACD

四、简答题

1. 肿瘤释放出大量儿茶酚胺,引起血压升高和代谢紊乱。

2. 高血压可为持续性,亦可呈阵发性。阵发性高血压发作的持续时间从十多分钟至数天,间歇期亦长短不等,发作频繁者可一天数次。发作时除血压骤然升高外,还有头痛、心悸、恶心、多汗、四肢冰冷和麻木感、视力减退、上腹和胸骨后疼痛等等。典型发作可由情绪改变而诱发。

3. 在全垂体功能减退症基础上,各种应激如感染、败血症、腹泻、呕吐、失水、饥饿、寒冷、急性心肌梗死、脑血管意外、手术、外伤、麻醉及使用镇静药、安眠药、降糖药等均可诱发危象。临床呈现:(1)高热型(>40 ℃);(2)低温型(<30 ℃);(3)低血糖型;(4)低血压、循环虚脱型;(5)水中毒型;(6)混合型。

4.(1)首先静脉推注 50%葡萄糖液 40~60 ml 以抢救低血糖,继而补充 10%葡萄糖盐水。

(2)每 500~1 000 ml 葡萄糖盐水中加入氢化可的松 50~100 mg 静脉滴注,每日 200~300 mg。

(3)有循环衰竭者按休克原则治疗。

(4)有感染败血症者应积极抗感染治疗。

(5)有水中毒者主要应加强利尿,可给予泼尼松或氢化可的松。

(6)高热者,给予物理及药物降温;低体温者可给予小剂量甲状腺激素,并用保温毯逐渐加温。

（7）禁用或慎用麻醉剂、镇静药、催眠药或降糖药。

五、案例分析题

针对病因治疗，对于肿瘤等颅内占位性病变必须通过手术、放疗和化疗等措施首先解除压迫及破坏作用，减轻和缓解颅内高压症状；腺垂体功能减退症采用相应靶腺激素替代治疗达到满意疗效后宜缓慢阶梯减量直至停药；腺垂体功能减退症患者在遇到手术、外伤、感染等应激情况时要适量增加糖皮质激素量。

第六章 肥 胖 症

一、填空题

1. 肥胖症为多种因素相互作用引起的体内_____和（或）_____、_____的慢性代谢性疾病。
2. 临床上无明显内分泌及代谢性病因所致的肥胖症,称_____。
3. _____和_____是诊断内脏型肥胖最精确的方法。
4. 肥胖症治疗的两个主要环节是_____及_____。
5. _____是诊断肥胖症最重要的指标。
6. 中心型肥胖（腹型肥胖）者脂肪主要分布在_____和_____。
7. 目前认为测定_____简单可靠,是诊断腹部脂肪积聚最重要的临床指标。
8. 肥胖可作为某些疾病的临床表现之一,称为_____,约占肥胖症的1%。
9. 腰围/臀围比反映了机体的_____,测量时受试者应_____,双足分开_____cm,使体重分布均匀。

二、单选题

1. 一般认为,肥胖患者体重减轻多少就能明显改善各种与肥胖相关的心血管病危险因素以及并发症? （　）
   A. 5%～10%　　　　　　　　　B. 10%～15%
   C. 15%～20%　　　　　　　　　D. 20%～25%
2. 外周型肥胖者的脂肪主要分布的部位是: （　）
   A. 腰部　　　　　　　　　　　B. 下腹部和臀部
   C. 腰部和臀部　　　　　　　　D. 腹部和大腿
3. WHO 公布的 BMI 正常范围是: （　）
   A. 18.5～24.9 kg/m²　　　　　B. 18.0～25.0 kg/m²
   C. 18.0～20.0 kg/m²　　　　　D. 20.0～25.0 kg/m²
4. 2003 年《中国成年人超重和肥胖症预防控制指南（试行）》中肥胖的判断标准是: （　）
   A. BMI≥25.0 kg/m²　　　　　B. BMI≥26.0 kg/m²
   C. BMI≥27.0 kg/m²　　　　　D. BMI≥28.0 kg/m²

5. 2010 年中华医学会糖尿病学分会建议代谢综合征中肥胖的标准定义为：
( )

    A. BMI≥25.0 kg/m²
    B. BMI≥26.0 kg/m²

    C. BMI≥27.0 kg/m²
    D. BMI≥28.0 kg/m²

6. 下列关于腹型肥胖的判断标准正确的是：
( )

    A. 成年女性 WC≥85 cm、男性 WC ≥80 cm

    B. 成年男性 WC≥80 cm、女性 WC ≥85 cm

    C. 男性 WC≥85 cm、女性 WC ≥80 cm

    D. WC≥85 cm

7. 用腰臀比(WHR)定义中心型肥胖，下列说法正确的是：
( )

    A. 男性 WHR <0.90、女性 WHR <0.85

    B. 男性 WHR <0.85、女性 WHR <0.90

    C. WHR <0.85

    D. 女性 WHR <0.90、男性 WHR <0.85

8. 关于肥胖症医学营养治疗的说法不正确的是：
( )

    A. 足够新鲜蔬菜及水果

    B. 蛋白质提供的能量比占总能量的 15%～25%

    C. 碳水化合物提供的能量比占总能量的 40%～55%

    D. 脂肪提供的能量比应占总能量的 20%～30%

9. 控制体重的策略应强调：
( )

    A. 行为治疗

    B. 饮食治疗

    C. 药物治疗

    D. 以行为、饮食治疗为主的综合治疗

10. 继发性肥胖常见于：
( )

    A. 下丘脑炎症
    B. 肿瘤

    C. 创伤
    D. 以上均是

三、多选题

1. 肥胖症分类为：
( )

    A. 单纯性肥胖症
    B. 继发性肥胖症

    C. 生理性肥胖症
    D. 病理性肥胖症

    E. 体质性肥胖症

2. 关于肥胖发生原因下列说法正确的是：
( )

    A. 肥胖症有家族集聚倾向

B. 出生时低体重婴儿,在成年期饮食结构发生变化时,容易发生肥胖症

C. 女性在产后、绝经期后或长期口服避孕药者,肥胖症增多

D. 下丘脑或边缘系统的病变、手术可引起肥胖

E. 饮食习惯不良、饮食结构不合理引起摄入能量增多

3. 关于肥胖临床表现下列说法正确的是: （　　）

A. 轻度肥胖症多无症状

B. 中重度肥胖症可引起气急、关节痛、肌肉酸痛等

C. 肥胖症病人恶性肿瘤发病率升高

D. 可见于任何年龄,女性多见

E. 多有肥胖家族史、进食过多和(或)运动不足史

4. 与肥胖症密切相关的疾病包括: （　　）

A. 心血管病　　　　　　　　　B. 高血压

C. 糖尿病　　　　　　　　　　D. 脂肪肝

E. 糖耐量异常

5. 关于肥胖症的健康指导说法正确的是: （　　）

A. 科学地安排饮食,强调减少热量摄入

B. 儿童期应开始预防肥胖

C. 指导病人养成良好的饮食习惯

D. 强调减少热量摄入和限制饮酒的重要性

E. 每周监测体重及腰围

6. 奥利司他的主要不良反应为: （　　）

A. 胃肠胀气　　　　　　　　　B. 脂肪便

C. 大便次数增多　　　　　　　D. 头痛

E. 失眠

7. 西布曲明常见的不良反应有: （　　）

A. 头痛　　　　　　　　　　　B. 失眠

C. 厌食　　　　　　　　　　　D. 脂肪便

E. 口干

8. 肥胖症患者提倡有氧运动,运动形式包括: （　　）

A. 快步走　　　　　　　　　　B. 太极拳

C. 慢跑　　　　　　　　　　　D. 游泳

E. 登山

9. 肥胖的手术治疗包括: （　　）

A. 吸脂术　　　　　　　　　　B. 切脂术

C. 空肠回场分流术　　　　　　D. 胃大部切除术

E. 垂直结扎胃成型术

10. 根据《中国成人超重和肥胖预防控制指南》,药物减重的适应证包括:

                                                                     (   )

A. 食欲旺盛,餐前饥饿难忍,每餐进餐量较多

B. 合并负重关节疼痛

C. 合并高血压、高血糖、血脂异常和脂肪肝

D. 正在服用其他选择性血清素再摄取抑制剂

E. 肥胖引起呼吸困难

四、简答题

1. 肥胖症的临床表现有哪些?

2. 肥胖症的一级预防、二级预防及三级预防的定义与预防方法是什么?

五、案例分析题

【案例 1】

患者,男性,40 岁。文员,身高 180 cm,体重 118 kg,腰围 100 cm,由于工作关系,平日活动量少,无肿瘤、创伤、库欣综合征、甲状腺功能减退症、性腺功能减退症等合并症。

1. 该肥胖症患者的理想体重为: (·)

  A. 68 kg   B. 72 kg

  C. 75 kg   D. 78 kg

2. 该患者属于: (   )

  A. 单纯性肥胖   B. 继发性肥胖

  C. 病理性肥胖   D. 体质性肥胖

【案例 2】

患者,女性,28 岁。无规律体育锻炼,喜食肯德基、麦当劳等快餐。体检一般情况良好,体重 65 kg,身高 160 cm。

1. 该女性目前属于: (   )

  A. 体重正常   B. 超重

  C. 轻度肥胖   D. 中度肥胖

2. 对该女性的健康指导内容不包括: (   )

  A. 讲解预防肥胖的重要性

  B. 合理膳食,建立良好饮食习惯

  C. 进行有规律的体育锻炼

  D. 讲解手术治疗的必要性

3. 建议患者选择中等强度的体力活动,靶心率一般应达到: （ ）

    A. 150－年龄(次/分)   B. 160－年龄(次/分)

    C. 170－年龄(次/分)   D. 180－年龄(次/分)

【案例 3】

    患者,男性,65 岁。退休,脂肪肝、高脂血症、嗜烟酒,有冠心病家族史,体力活动水平低,食欲旺盛,每餐进餐较多,口味偏咸、偏盐。身高 172 cm,体重 86 kg,腰围 95 cm。

1. 该肥胖症患者属于: （ ）

    A. 中心型肥胖   B. 外周性肥胖

    C. 病理性肥胖   D. 特发性肥胖

2. 对该患者进行健康指导,不包括: （ ）

    A. 戒烟酒

    B. 低盐、低脂及低热量饮食

    C. 增加运动量,如步行 10 000 步/天

    D. 药物治疗

3. 当患者的体重减轻多少即可明显改善各种与肥胖相关的心血管疾病危险因素? （ ）

    A. 2.15～4.3 kg   B. 4.3～8.6 kg

    C. 4.3～9.6 kg   D. 5.0～10.0 kg

参 考 答 案

一、填空题

    1. 脂肪堆积过多 分布异常 体重增加   **2.** 单纯性肥胖症   **3.** CT MRI   **4.** 减少热量摄取 增加热量消耗   **5.** BMI   **6.** 内脏 上腹部皮下   **7.** 腰围   **8.** 继发性肥胖症   **9.** 脂肪分布 站立 25～30

二、单选题

    1. A **2.** B **3.** A **4.** D **5.** A **6.** C **7.** A **8.** B **9.** D **10.** D

三、多选题

    1. AB **2.** ABCDE **3.** ABCDE **4.** ABCDE **5.** ABCDE **6.** ABC **7.** ABDE **8.** ABCDE **9.** ABCE **10.** ABCE

四、简答题

    1. 肥胖症可见于任何年龄,女性较多见,多有肥胖家族史、进食过多和(或)运动不足史。轻度肥胖症多无症状。中重度肥胖症可引起气急、关节

痛、肌肉酸痛、体力活动减少、焦虑及忧郁等。肥胖症还可伴随或并发睡眠中阻塞性呼吸暂停、胆囊疾病、高尿酸血症和痛风等疾病。

2.（1）一级预防指预防超重和肥胖的发生。预防方法包括健康教育，营造健康的生活环境；促进健康饮食习惯和规律的体力活动。

（2）二级预防指已经发生超重和肥胖的患者，预防体重进一步增加和肥胖相关的并发症的发生。预防方法包括使用 BMI 进行筛查，及时完成肥胖诊断和并发症评估，给予生活方式、行为干预或（和）减重药物进行治疗。

（3）三级预防指通过减重治疗消除或改善肥胖相关并发症。预防方法包括预防疾病的进展。预防方法包括生活方式、行为干预及减重药物治疗，必要时可考虑手术治疗。

五、案例分析题

【案例 1】 **1.** A **2.** A

【案例 2】 **1.** B **2.** D **3.** A

【案例 3】 **1.** A **2.** D **3.** B

第七章　骨质疏松症

一、填空题

1. 骨质疏松症是一种以_____和_____为特征,导致骨脆性增加和易于骨折的代谢性疾病。

2. 原发性骨质疏松症分为_____、_____和_____三种。

3. 最常见的骨质疏松性骨折为_____。

4. 最严重的骨质疏松性骨折为_____。

5. 服用二磷酸盐制剂时应避免_____,以减轻对食管的刺激。

6. 抗骨质疏松药物按作用机制可分为_____、_____、_____及_____。

7. 老年骨质疏松一般指发生在_____岁以后的骨质疏松,绝经后骨质疏松症一般发生在女性绝经后_____年内。

8. 骨质疏松症及骨折的发生是_____和_____交互作用的结果。

9. 骨质疏松性骨折属于_____,通常指在日常生活中收到轻微外力时发生的骨折。

10. 骨形成标志物反映_____及_____,骨吸收标志物者反映_____及_____。

二、单选题

1. 骨质疏松的病理基础是： 　　　　　　　　　　　(　)
   A. 骨有机成分减少,钙盐增加　　　B. 骨有机成分增加,钙盐减少
   C. 骨有机成分正常,钙盐增加　　　D. 骨有机成分和钙盐均减少

2. 骨质疏松最常见的临床表现是： 　　　　　　　　(　)
   A. 疼痛　　　　　　　　　　　　B. 骨折
   C. 驼背　　　　　　　　　　　　D. 胸部畸形

3. 反映骨吸收敏感性较高的指标是： 　　　　　　　(　)
   A. 空腹 2 小时尿钙/尿肌酐比值
   B. 尿吡啶啉

C. 骨钙素

D. 空腹血清Ⅰ型原胶原C-末端肽交联(S-CTX)

4. 绝经后骨质疏松症的主要原因为：　　　　　　　　　　　　　　（　　）

  A. 雌激素缺乏　　　　　　　　　　B. 甲状旁腺激素增多

  C. 活性维生素D降低　　　　　　　D. 降钙素减少

5. 下列可反映骨形成的敏感性指标是：　　　　　　　　　　　　　（　　）

  A. 尿钙/尿肌酐比值

  B. 骨钙素

  C. 空腹血清Ⅰ型原胶原N-端前肽(PINP)

  D. 抗酒石酸酸性磷酸酶(TRAP)

6. 抑制骨吸收的药物不包括：　　　　　　　　　　　　　　　　　（　　）

  A. 帕米磷酸盐　　　　　　　　　　B. 维生素K_2类

  C. 降钙素　　　　　　　　　　　　D. 雌激素

7. 目前公认的骨质疏松诊断标准是基于下列哪项测量方法？　　　　（　　）

  A. DXA监测骨密度　　　　　　　　B. 定量CT

  C. 外周骨定量CT　　　　　　　　　D. 定量超声

8. 羟乙基双磷酸盐的药理作用是：　　　　　　　　　　　　　　　（　　）

  A. 抑制破骨细胞凋亡　　　　　　　B. 增加骨吸收

  C. 促进磷酸盐晶体生成　　　　　　D. 抑制骨吸收

9. 对于大于50岁人群,中国营养学会膳食钙参考摄入量为：　　　　（　　）

  A. 600 mg/d　　　　　　　　　　　B. 800 mg/d

  C. 1 000 mg/d　　　　　　　　　　D. 1 200 mg/d

10. 骨质疏松主要危险因素不包括：　　　　　　　　　　　　　　　（　　）

  A. 高蛋白摄入　　　　　　　　　　B. 应用激素皮质醇

  C. 晒太阳　　　　　　　　　　　　D. 消化系统疾病

11. 关于阿仑磷酸钠的服用方法下列说法错误的是：　　　　　　　　（　　）

  A. 空腹服药

  B. 避免进食牛奶、果汁等任何食品和药品

  C. 服药后30分钟内避免平卧,应保持直立位

  D. 需间断、周期性服药

12. 下列不属于骨形成促进剂的是：　　　　　　　　　　　　　　　（　　）

  A. 氟化物　　　　　　　　　　　　B. 甲状旁腺素

  C. 生长激素　　　　　　　　　　　D. 降钙素

13. 特发性骨质疏松症多见于：　　　　　　　　　　　　　　　　　（　　）

  A. 绝经后妇女　　　　　　　　　　B. 老年人

C. 青少年   D. 儿童

14. 在老年性骨质疏松的发病中起了重要作用的是：   （   ）

A. 雌激素缺乏   B. 甲状旁腺激素增多

C. 活性维生素 D 降低   D. 雄激素减少

15. 骨质疏松患者每日钙元素的总摄入量应达：   （   ）

A. 600～800 mg   B. 600～1 000 mg

C. 800～1 000 mg   D. 800～1 200 mg

三、多选题

1. 骨质疏松症可分为两大类,包括：   （   ）

A. 原发性骨质疏松症   B. 绝经后骨质疏松症

C. 老年性骨质疏松症   D. 特发性骨质疏松症

E. 继发性骨质疏松症

2. 骨质疏松症的危险因素包括：   （   ）

A. 女性绝经   B. 体力活动缺乏

C. 过度饮酒   D. 高钠饮食

E. 使用糖皮质激素

3. 双磷酸盐类的不良反应包括：   （   ）

A. 胃肠道不良反应   B. 一过性"流感样"症状

C. 肾脏毒性   D. 下颌骨坏死

E. 非典型股骨骨折

4. 关于特发性骨质疏松的描述,正确的有：   （   ）

A. 多见于青少年   B. 女性多于男性

C. 常伴有家族遗传史   D. 可继发于内分泌代谢疾病

E. 可继发于全身疾病

5. 治疗绝经后骨质疏松症的关键时段包括：   （   ）

A. 妇女围绝经期   B. 绝经期 1 年内

C. 绝经期 2 年内   D. 绝经期 3 年内

E. 绝经期 5 年内

6. 关于骨质疏松引起的骨痛,叙述正确的有：   （   ）

A. 轻者无何不适,重者腰背疼痛或全身骨痛

B. 常为弥漫性,无固定部位

C. 检查不能发现压痛区

D. 常在劳累或活动后加重

E. 常因轻微活动或创伤诱发

7. 骨代谢生化指标测定包括：　　　　　　　　　　　　　（　　）

  A. 尿钙　　　　　　　　　　　　B. 血清碱性磷酸酶

  C. 骨钙素　　　　　　　　　　　D. 尿中胶原吡啶交联

  E. 尿羟脯氨酸

8. 评价骨丢失率和疗效的重要客观指标有：　　　　　　　（　　）

  A. 骨矿含量　　　　　　　　　　B. 骨密度

  C. 尿钙　　　　　　　　　　　　D. 血清碱性磷酸酶

  E. 骨钙素

9. 骨质疏松的预防措施包括：　　　　　　　　　　　　　（　　）

  A. 摄入足够钙、蛋白质、维生素 D 及维生素 K

  B. 适量运动，尤其是负重锻炼

  C. 妇女绝经后如无禁忌可应用雌激素替代治疗

  D. 少饮酒和咖啡，不吸烟，不滥服镇静药

  E. 高盐饮食

10. 雌激素替代疗法的禁忌证包括：　　　　　　　　　　（　　）

  A. 子宫内膜癌　　　　　　　　　B. 黑色素瘤

  C. 脑膜瘤　　　　　　　　　　　D. 肝肾肿瘤

  E. 子宫肌瘤

四、简答题

1. 骨质疏松的临床表现有哪些？

2. 骨质疏松患者应如何调整生活方式？

3. 骨质疏松性骨折发生的常见部位有哪些？

4. 骨质疏松性骨折的治疗原则是什么？

5. 常用的骨质疏松风险评估工具有哪些？

五、案例分析题

【案例 1】

  患者，女性，65 岁。诉关节疼痛 2 月余，测骨密度明显低于正常水平，血钙、磷正常，尿钙、磷偏高。

1. 该患者可能患的疾病是：　　　　　　　　　　　　　　（　　）

  A. 肥胖症　　　　　　　　　　　B. 糖尿病

  C. 骨质疏松症　　　　　　　　　D. 白血病

2. 护士对于患者的饮食指导应为：　　　　　　　　　　　（　　）

  A. 平时多喝咖啡

B. 多吃高蛋白、高盐食品

C. 可以多吃含钙的食物如奶类、鱼、虾、海产品

D. 平时养成喝可乐的习惯

【案例2】

患者,女性,48岁,因上臂疼痛前来就诊,既往有桡骨骨折。经检查诊断为骨质疏松症。

1. 导致该患者骨质疏松的原因不包括: （　）

A. 长期饮用牛奶

B. 患者绝经期早,雌激素缺乏

C. 患者长期居于室内不愿外出活动

D. 有熬夜饮咖啡的习惯

2. 对该患者的护理诊断不包括: （　）

A. 维持健康能力改变　　　　　　B. 躯体移动障碍

C. 营养失调　　　　　　　　　　D. 疼痛

【案例3】

患者,女性,70岁,既往有乳腺癌,行全乳切除术后10年,现诊断为骨质疏松症。

1. 对于该患者的用药,下列说法错误的是: （　）

A. 可服用钙剂治疗　　　　　　　B. 使用性激素补充疗法

C. 使用二磷酸盐制剂疗法　　　　D. 服用降钙素

2. 在服用二磷酸盐时,下列说法错误的是: （　）

A. 服药期间不加钙剂

B. 患者不应咀嚼或吮吸药片

C. 服药时采取立位或坐位

D. 如果出现咽下困难、吞咽痛或胸骨后疼痛,可以继续服用

参 考 答 案

一、填空题

1. 骨量降低　骨组织微结构破坏　**2.** 绝经后骨质疏松症（Ⅰ型）　老年性骨质疏松症（Ⅱ型）　特发性骨质疏松　**3.** 椎体骨折　**4.** 髋部骨折　**5.** 平卧　**6.** 骨吸收抑制剂　骨形成促进剂　其他机制类药物　传统中药　**7.** 70　5～10　**8.** 遗传因素　非遗传因素　**9.** 脆性骨折　**10.** 成骨细胞活性　骨形成状态　破骨细胞活性　骨吸收水平

二、单选题

1. D　2. A　3. D　4. A　5. C　6. B　7. A　8. D　9. C　10. C
11. D　12. D　13. C　14. D　15. D

三、多选题

1. AE　2. ABCDE　3. ABCDE　4. ABC　5. AE　6. ABCD
7. ABCDE　8. AB　9. ABCD　10. ABCD

四、简答题

1. 骨质疏松症初期通常没有明显的临床表现因而被称为"寂静的疾病"或"静悄悄的流行病"。但随着病情进展，会出现骨痛、脊柱变形、发生骨质疏松性骨折，并危害患者心理状态及生活质量。部分患者可没有临床症状，仅在发生骨质疏松性骨折等严重并发症后才被诊断为骨质疏松症。

2. (1) 加强营养，均衡膳食。建议摄入富含钙、低盐和适量蛋白质的均衡膳食，推荐每日蛋白质摄入量为 0.8～1.0 g/kg，每天摄入牛奶 300 ml 或相当量奶制品。

(2) 充足日照。建议上午 11:00 到下午 3:00 间尽可能多地暴露皮肤于阳光下晒 15～30 分钟（取决于日照时间、纬度、季节等因素），每周两次，以促进体内维生素 D 的合成，但需注意避免强烈阳光照射，以防灼伤皮肤。

(3) 规律运动。如行走、慢跑、太极拳、瑜伽、舞蹈和乒乓球等。运动应循序渐进、持之以恒。开始新的运动训练前应咨询临床医生，进行相关评估。

(4) 戒烟。

(5) 限酒。

(6) 避免过量饮用咖啡。

(7) 避免过量饮用碳酸饮料。

(8) 尽量避免或少用影响骨代谢的药物。

3. 骨质疏松性骨折发生的常见部位为椎体（胸、腰椎）、髋部（股骨近端）、前臂远端和肱骨近端，其他部位如肋骨、跖骨、腓骨、骨盆等部位亦可发生骨折。

4. 骨质疏松性骨折的治疗原则包括复位、固定、功能锻炼及合理用药。

5. (1) IOF 骨质疏松风险一分钟测试题；

(2) 亚洲人骨质疏松自我筛查工具（OSTA）；

(3) 骨折风险预测工具（FRAX）。

五、案例分析题

【案例 1】　1. C　2. C

【案例 2】　1. A　2. B

【案例 3】　1. C　2. D

第八章 1型糖尿病

一、填空题

1. 1型糖尿病(T1DM)的原名是_____,其发病机制是_____
   _____。

2. T1DM 最为多见的两种急性并发症是_____和_____。

3. T1DM 首要的死亡原因是_____。

4. 妊娠期 T1DM 患者的血糖控制目标是空腹、餐前或睡前血糖为_____,
   餐后 1 小时为_____,或餐后 2 小时血糖为_____,HbA1c 尽可能
   控制在_____以下。

5. T1DM 肾病最基本的筛查方法是_____,检测有无_____。

6. T1DM 发生高血糖高渗状态时首要、关键的治疗措施是_____。

7. T1DM 根据病因可将患者分为_____和_____。

8. T1DM 易与其他自身免疫性疾病合并存在,其中最常见的是_____
   _____。

9. T1DM 治疗的首要目标为_____。

10. T1DM 的血糖控制的两大目标是_____和_____。

11. 酮症酸中毒和高血糖高渗状态的治疗包括_____、_____、_____及
    _____等。

12. 一般酮症酸中毒时体液丢失为体重的_____,中度脱水表现为比
    较容易识别的_____、_____、_____,按体重的
    _____计算补液量。

13. 临床上糖尿病患者出现昏迷、酸中毒、失水、休克并有服用双胍类药物史
    及伴有肝功能不全及慢性缺氧性脑病者,测定血乳酸≥5 mmol/L,动脉
    血气 pH<7.35 即可诊断为_____。

14. _____是糖尿病微血管病变中导致糖尿病患者后天失明的主
    要原因。

15. 青春期后诊断 T1DM 的患者,在病程_____年时,必须进行第一次糖
    尿病视网膜筛查,之后至少_____复查一次。

16. 低血糖发生脑功能障碍的临床表现是:初期表现为_____等精神症状,
    严重者出现_____、_____,甚至_____。

二、单选题

1. 在生病期间,1型糖尿病患者最易发生的急性并发症是: （　　）
   A. 心力衰竭　　　　　　　　　　　B. 糖尿病酮症酸中毒
   C. 感染　　　　　　　　　　　　　D. 糖尿病乳酸性中毒

2. 当糖尿病患者出现急腹症时,应警惕是否发生了以下哪种糖尿病急性并发症? （　　）
   A. 糖尿病酮症酸中毒　　　　　　　B. 糖尿病乳酸性酸中毒
   C. 糖尿病高血糖高渗状态　　　　　D. 感染

3. 当出现恶心、呕吐的症状时,血糖大于多少时,应监测尿酮体(每4~6小时1次),以及时发现酮症? （　　）
   A. 血糖>13.9 mmol/L(250 mg/dl)
   B. 血糖>20.0 mmol/L(360 mg/dl)
   C. 血糖>25.0 mmol/L(450 mg/dl)
   D. 血糖>30.0 mmol/L(540 mg/dl)

4. 容易发生糖尿病酮症酸中毒的患者为: （　　）
   A. 服用双胍类药物进行降糖的糖尿病患者
   B. 60岁以上的2型糖尿病患者
   C. 1型糖尿病患者以及2型糖尿病患者在应急情况下可发生
   D. 注射胰岛素的糖尿病患者

5. 下列选项中,不属于糖尿病酮症酸中毒临床特征的是: （　　）
   A. 起病隐匿　　　　　　　　　　　B. 发病急
   C. 病情重　　　　　　　　　　　　D. 变化快

6. 下列糖尿病酮症酸中毒的临床发病机制的叙述,错误的是: （　　）
   A. 糖尿病代谢紊乱加重　　　　　　B. 脂肪动员和分解加速
   C. 产生大量酮体,在体内堆积　　　D. 导致碱中毒

7. 糖尿病酮症酸中毒的临床表现有: （　　）
   A. 疲乏、四肢无力　　　　　　　　B. 极度口渴
   C. 多饮多尿症状加重　　　　　　　D. 以上都是

8. 对糖尿病酮症酸中毒失代偿期临床表现的叙述,错误的是: （　　）
   A. 食欲减退、恶心、呕吐　　　　　B. 伴有头痛、烦躁、嗜睡
   C. 呼吸有大蒜味　　　　　　　　　D. 呼吸深快

9. 下列表现可能提示发生糖尿病酮症酸中毒的是: （　　）
   A. 心力衰竭　　　　　　　　　　　B. 肾衰竭
   C. 肠梗阻　　　　　　　　　　　　D. 急腹症

10. 糖尿病酮症酸中毒晚期表现中,会出现: （　　）

　　A. 糖尿病足

　　B. 各种反射迟钝甚至消失,可导致昏迷

　　C. 疲劳,心悸

　　D. 引起白内障而致失明

11. 1 型糖尿病患者发生糖尿病酮症酸中毒(DKA)时血糖一般为: （　　）

　　A. 7.8～11.9 mmol/L　　　　　B. 12.0～20.0 mmol/L

　　C. 7.8～30.0 mmol/L　　　　　D. 11.1～33.3 mmol/L

12. 糖尿病酮症酸中毒(DKA)时,血气分析结果错误的是: （　　）

　　A. 血浆 CO_2 结合力降低　　　　　B. CO_2 分压降低

　　C. 血浆 pH≥7.3　　　　　　　　　D. 血浆 pH<7.3

13. 糖尿病酮症酸中毒时实验室检查血尿酮体,描述正确的是: （　　）

　　A. 尿酮呈阳性

　　B. 尿糖呈强阳性

　　C. 血酮体在 3 mmol/L(30 mg/dl)以上,有时可达 30 mmol/L

　　D. 以上都对

14. 1 型糖尿病患者发生糖尿病酮症酸中毒时实验室检查,描述错误的是:

（　　）

　　A. 尿酮呈阳性、尿糖呈强阳性

　　B. 血糖:DKA 时血糖多为 11.1～33.3 mmol/L,需要每日监测 4 次

　　C. 血酮体一般在 3 mmol/L(30 mg/dl)以上,有时可达 30 mmol/L

　　D. 血气分析:血浆 CO_2 结合力降低,CO_2 分压降低,血浆 pH<7.3

15. 糖尿病酮症酸中毒(DKA)的临床护理中,应注意观察: （　　）

　　A. 生命体征

　　B. 神志、瞳孔、皮肤弹性

　　C. 恶心、呕吐及腹痛情况的改善情况

　　D. 以上均是

16. 糖尿病酮症酸中毒治疗时,以下描述正确的是: （　　）

　　A. 遵医嘱给予中效胰岛素静脉点滴

　　B. 小剂量胰岛素应用时应注意抽吸剂量准确

　　C. 每天监测 7 次血糖(三餐前后＋睡前)

　　D. 因为使用胰岛素,所以不需控制饮食,增加营养

17. 糖尿病酮症酸中毒的护理中,以下描述错误的: （　　）

　　A. 每日应做好口腔护理

　　B. 注意翻身,预防压疮发生

    C. 避免擦身,防止着凉后加重病情

    D. 每日做好会阴护理

18. 糖尿病酮症酸中毒时的实验室检测,以下不是紧急检查的是: （　　）

    A. 血糖、尿糖、尿酮   B. 电解质

    C. 血气分析   D. 腹部 B 超

19. 对伴有意识障碍的糖尿病酮症酸中毒患者,应注意保护其安全,以下护理
措施中不正确的是: （　　）

    A. 妥善固定好各类导管

    B. 修剪指甲,避免患者抓伤自己

    C. 加高床栏,长期约束带保护

    D. 密切观察病情,做好记录

三、简答题

1. 如何计算儿童 T1DM 患者全日能量摄入?

2. 胰岛素治疗的糖尿病患者皮下脂肪增生的危险因素有哪些? 如何指导患
者及家属预防皮下脂肪增生的发生?

3. 如何做好 1 型糖尿病患者运动后夜间低血糖的指导?

4. 糖尿病酮症酸中毒常见的临床表现有哪些?

5. 简述 1 型糖尿病并发糖尿病酮症酸中毒的补液量的计算?

6. 糖尿病酮症酸中毒患者低血钾原因是什么?

7. 简述低血糖的临床表现和处理方法。

8. 简述 1 型糖尿病的三级预防。

四、案例分析题

【案例 1】

    患者,女性,18 岁,患 1 型糖尿病 2 年,因肺部感染,呼吸深大,呼气有烂
苹果味,昏迷就诊。

1. 判断该患者出现的糖尿病并发症为: （　　）

    A. 低血糖   B. 酮症酸中毒

    C. 高渗性非酮症糖尿病昏迷   D. 乳酸酸中毒

2. 抢救时胰岛素的最佳使用方法为: （　　）

    A. 大剂量＋肌内注射   B. 大剂量＋静脉注射

    C. 大剂量＋皮下注射   D. 小剂量＋静脉滴注

3. 以下哪种治疗原则对该患者来说是错误的? （　　）

    A. 积极补液,纠正脱水

B. 及时使用胰岛素

C. 积极补碱,尽快一次纠正酸中毒

D. 严密观察血钾

4. 若患者在抢救过程中血糖进行性下降,血糖下降至何种水平时加用葡萄糖溶液? ( )

A. 6.1 mmol/L

B. 7.1 mmol/L

C. 10.0 mmol/L

D. 13.9 mmol/L

5. 关于该患者补钾的说法错误的是: ( )

A. 钾低于 5.2 mol/L 即可静脉补钾

B. 治疗前已有低钾血症,尿量≥40 ml/h 时,在胰岛素及补液治疗同时必须补钾

C. 治疗严重低钾血症(<3.3 mmol/L)可危及生命,此时应立即补钾

D. 治疗严重低钾血症(<3.0 mmol/L)可危及生命,此时应立即补钾

6. 关于该患者胰岛素治疗说法错误的是: ( )

A. 一般采用小剂量胰岛素静脉滴注治疗方案,开始以 0.1 U/(kg·h)

B. 如在第一个小时内血糖下降不明显,且脱水已基本纠正,胰岛素剂量可加倍

C. 每 4 小时测定血糖,根据血糖下降情况调整胰岛素用量

D. 当血糖降至 13.9 mmol/L 时,胰岛素剂量减至 0.05～0.10 U/(kg·h)

7. 该并发症的诱因有哪些?

8. 该并发症的治疗原则有哪些?

9. 该并发症分为轻度、中度及重度三种,针对该患者情况如何判定?

【案例 2】

患者,女性,15 岁,体型消瘦。近日因中考复习紧张,自觉疲劳、注意力不集中、烦渴、多尿明显就诊。经内分泌科口服葡萄糖耐量试验等检测,确诊为 1 型糖尿病。

1. 下列哪项不是 1 型糖尿病的特点? ( )

A. 发病年龄通常小于 20 岁,多见于儿童青少年

B. 体型消瘦或明显的体重减轻

C. 起病缓慢,隐匿

D. 出现自身免疫抗体

2. 关于 1 型糖尿病发病机制错误的是: ( )

A. 绝大多数是自身免疫性疾病

B. 遗传与环境因素共同参与发病过程

C. 1 型糖尿病具有绝对遗传性

D. 一些病毒、化学制剂易诱发1型糖尿病

3. 该患者糖化血红蛋白的控制目标是小于：　　　　　　　　　　（　　）

　　A. 6.5%　　　　　　　B. 7.0%　　　　　　C. 7.5%　　　　　　D. 8.0%

4. 对于初诊断的1型糖尿病患儿及家庭，首要教育的内容包括：　　（　　）

　　A. 饮食调整与运动管理

　　B. 血糖监测及低血糖防护

　　C. 胰岛素注射方法

　　D. 以上都是

【案例3】

　　患者，男性，9岁，患1型糖尿病半年余。治疗方案为胰岛素多次皮下注射，就诊时糖尿病专科护士体检发现患者右侧腹部注射局部突出于周围正常组织，皮肤增厚。

1. 该患儿腹部出现的注射并发症描述正确的是：　　　　　　　　（　　）

　　A. 脂肪增生，与经常在相同位置重复注射有关

　　B. 脂肪萎缩，与经常在相同位置重复注射有关

　　C. 脂肪萎缩，与针头重复使用有关

　　D. 建议更换为较长的针头，以减少并发症的发生

2. 简述1型糖尿病患儿在胰岛素注射方面的注意事项。

【案例4】

　　患者，男性，25岁，患1型糖尿病3年，外资企业白领，体型消瘦。佩戴胰岛素泵控制血糖3个月。日常生活无变化血糖却持续偏高，就诊求助。糖尿病专科护士检查发现胰岛素泵发生静默型针头堵塞。

1. 造成该问题的原因有：　　　　　　　　　　　　　　　　　　（　　）

　　A. 输注导管内进入血液或其他体液

　　B. 未及时更换电池

　　C. 重复或超时使用输注管路可引起胰岛素结晶沉淀

　　D. 使用的针头太细，多次分离，多次暂停输出

　　E. 患者过于消瘦、进针角度不当，导致皮下软管打折

2. 需给该患者强化的胰岛素泵自我管理教育内容有：　　　　　　（　　）

　　A. 在日常生活中学会保护胰岛素泵，观察输注管路是否通畅，植入部位有无异常

　　B. 胰岛素泵使用的常见问题及处理方法，各种报警的处理方法

　　C. 在特殊情况下的胰岛素泵应用注意事项：旅行、安检、性生活

　　D. 为防止泵出现故障，在日常生活中准备一个备用的胰岛素注射方案

　　E. 携带胰岛素泵不能行核磁共振检查

3. 简述胰岛素泵治疗的优势。

【案例 5】

患者,女性,23 岁,患 1 型糖尿病 12 年,双目失明,反复恶心呕吐 3 月余,呕吐物为透明黏液性胃内容物。近 2 个月未固定进食入院治疗,住院期间自杀未遂一次。

1. 此阶段患者的护理重点有: （　　）

　　A. 恶心呕吐的对症护理　　　　　　B. 营养支持

　　C. 心理护理　　　　　　　　　　　D. 安全护理

　　E. 糖尿病健康教育

2. 该患者可能出现的社会心理问题有: （　　）

　　A. 创伤后应激障碍　　　　　　　　B. 焦虑与抑郁

　　C. 进食障碍　　　　　　　　　　　D. 认知障碍

　　E. 行为和品行障碍

3. 针对 1 型糖尿病患者的社会心理问题,有哪些实施对策? （　　）

　　A. 应用专业的访谈工具、量表检测工具科学评估发现问题

　　B. 提高糖尿病工作者的认识

　　C. 加强患者及家属的糖尿病教育,重视家庭支持

　　D. 专业的心理行为干预

　　E. 适当的药物治疗

4. 1 型糖尿病患者慢性并发症全面筛查推荐时间为确诊后: （　　）

　　A. 1 年　　　　　　B. 3 年　　　　　　C. 5 年　　　　　　D. 每年

5. 简述该患者出现的慢性并发症有哪些?

参 考 答 案

一、填空题

1. 胰岛素依赖型糖尿病　胰岛素的绝对缺乏　**2.** 酮症酸中毒　低血糖症　**3.** 糖尿病肾病　**4.** 3.3～5.3 mmol/L　≤7.8 mmol/L　≤6.7 mmol/L　6.0%　**5.** 尿常规　尿蛋白　**6.** 补充液体　**7.** 自身免疫性　特发性　T1DM　**8.** 自身免疫性甲状腺疾病　**9.** 使用个体化的方案达到最佳的血糖控制　**10.** 降低高血糖　防止低血糖　**11.** 补液　小剂量胰岛素使用　维持水电解质平衡　预防并发症　**12.** 5%～10%　唇舌干燥、皮肤弹性差　眼窝凹陷　5%～7%　**13.** 糖尿病乳酸酸中毒　**14.** 糖尿病视网膜病变　**15.** 5　每年　**16.** 精神不集中、思维和语言迟钝、头晕、嗜睡、躁

动、易怒、行为怪异 惊厥 昏迷 死亡

二、单选题

1. B　**解析**：1型糖尿病患者胰岛素绝对缺乏,导致脂肪分解,产生酮体,发生酮症酸中毒。

2. A　**解析**：糖尿病酮症酸中毒的表现之一为急腹症。

3. A　**解析**：血糖大于13.9 mmol/L时,要警惕酮症酸中毒的发生。

4. C　**解析**：1型糖尿病患者胰岛素绝对缺乏,或者在应激状态下,2型糖尿病患者胰岛素不足。易致酮症酸中毒。

5. A　**解析**：酮症酸中毒起病急、变化快、病情重。

6. D　**解析**：酮体在体内堆积,导致酸中毒。

7. D　**解析**：糖尿病酮症酸中毒的临床表现有食欲减退、恶心、呕吐,呼吸深快,有烂苹果味,多饮多尿症状加重,疲乏、四肢无力,严重者昏迷。

8. C　**解析**：酮症酸中毒患者呼吸深快,有烂苹果味。

9. D　**解析**：糖尿病酮症酸中毒的表现之一为急腹症。

10. B　**解析**：糖尿病酮症酸中毒晚期各种反射迟钝,甚至昏迷。

11. D　**解析**：糖尿病酮症酸中毒(DKA)时血糖通常为11.1～33.3 mmol/L。

12. C　**解析**：酮症酸中毒血浆 pH<7.3。

13. D　**解析**：DKA 血酮体在 3 mmol/L(30 mg/dl)以上,有时可达30 mmol/L。

14. B　**解析**：1型糖尿病患者发生糖尿病酮症酸中毒时血糖升高一般在11.1～33.3 mmol/L,血糖监测每小时监测一次。

15. D　**解析**：糖尿病酮症酸中毒(DKA)的临床护理中,应注意观察生命体征,神志、瞳孔、皮肤弹性状况,恶心呕吐等症状。

16. B　**解析**：糖尿病酮症酸中毒治疗以小剂量胰岛素静脉推注。

17. C　**解析**：糖尿病酮症酸中毒患者需要做好基础护理。

18. D　**解析**：酮症酸中毒患者密切监测血糖、尿酮、血气分析、电解质等指标。

19. C　**解析**：意识障碍的患者需要防止坠床,但要避免长时间约束。

三、简答题

1. 儿童 T1DM 患者全日能量摄入的计算可采用下面公式:总热量(kcal)＝1 000 ＋ 年龄 ×(100～70)(括号中的系数 100～70 即1～3岁儿童按100,3～6岁按90,7～10岁按80,大于 10 岁者按 70 分别计算)。

2. 胰岛素的使用时间越长、注射部位不轮换、针头重复使用等都是注射部位发生脂肪增生的危险因素。护士应教会患者及家属正确的注射技术、注射部位轮换方法、及如何自行检查和预防注射部位脂肪增生;指导患者避免在皮下脂肪增生部位注射胰岛素,胰岛素注射针头应一次性使用。

3. (1)若睡前血糖< 7.0 mmol/L,应给予补充碳水化合物,确保睡前血糖高于 7.0 mmol/L;(2)减少运动日基础胰岛素剂量 10%~20%,在某些情况下甚至减少 50%;(3)若白天有运动,睡前进食至少 10~15 克碳水化合物,最好是低生糖指数食物或混合餐,如一杯牛奶,有助于葡萄糖缓慢而持续吸收入血;(4)若日间运动量特别大或持续时间特别长,应设定闹钟在凌晨测血糖,若有需要则进食碳水化合物。

4. 糖尿病酮症酸中毒早期主要表现为乏力和"三多一少"症状加重;失代偿阶段出现恶心、呕吐、常伴嗜睡、烦躁、呼吸深快有烂苹果味(丙酮味);病情进一步发展会出现严重失水,尿量减少、皮肤弹性差、血压下降、四肢厥冷等;晚期出现各种反射迟钝甚至消失,患者昏迷。血糖多为 16.7~33.3 mmol/L。

5. 计算补液量:总量包括累积丢失量和维持量。含静脉和口服途径给予的所有液体量。累积丢失量(ml)=估计脱水百分数(%)×体重(kg)×1 000(ml);维持量的计算:(1)体重法:维持量(ml)=体重×每 kg 体重 ml 数(<10 kg,80 ml/kg;10~20 kg,70 ml/kg;20~30 kg,60 ml/kg;30~50 kg,50 ml/kg;>50 kg,35 ml/kg)。(2)体表面积法:维持量每日 1 200~1 500 ml/m²(年龄越小,每平方米体表面积液体量越多)。

6. (1)酸中毒时细胞 K^+ 向细胞外转移,随尿排出;(2)酸中毒时,肾小管代偿性泌 H^+ 的同时回吸收 $NaHCO_3$,Na^+ K^+ 交换增加,从尿中大量排出;(3)患儿发生 DKA 时进食差和呕吐,K^+ 的摄入不足;(4)DKA 时应激状态下皮质醇分泌增加,促进排钾,造成体内总体钾缺乏;(5)胰岛素治疗后,K^+ 进入细胞而血钾会迅速下降。

7. (1)怀疑低血糖时立即测定血糖水平,以明确诊断。糖尿病患者低血糖的诊断标准:血糖≤3.9 mmol/L(70 mg/dl)。无法测定血糖,暂按低血糖处理,意识清楚者口服 15~20 g 糖类食品(葡萄糖为佳),每 15 分钟监测血糖一次,血糖仍≤3.9 mmol/L,再给予 15 g 葡萄糖口服或静脉注射;血糖在 3.9 mmol/L 以上,但距离下一次就餐时间在 1 小时以上,给予含淀粉或蛋白质的食物;血糖仍≤3.0 mmol/L,继续给予 50%葡萄糖 60 ml 静脉注射。若仍未纠正,静脉注射 5%或 10%的葡萄糖或加用糖皮质激素;注意长效磺脲类药物或中、长效胰岛素所致低血糖不易纠正,且持续时间较长,可能需要长时间葡萄糖输注;意识恢复后至少监测血糖 24~48 小时。(2)低血糖纠正后应予以健康指导。了解发生低血糖的原因,调整用药;注意低血糖症诱发的心、脑血管疾病,监测生命体征;建议患者经常进行自我血糖监测,有条件者可进行动态血糖监测;对患者实施糖尿病教育,携带糖尿病急救卡,儿童和老年患者家属要进行相关培训。

8. T1DM 的三级预防主要根据 T1DM 的自然病程制定,T1DM 的一级预防针对的是一般人群或 T1DM 的一级亲属,目的是防止自身免疫反应的启动;二级预防针对的是已有免疫学指标异常但尚未发病的人群,目的是阻止自身免疫介导的 β 细胞损害并防止临床发病;三级预防针对的是已发病的 T1DM 人群,目的是保护残存的 β 细胞,加强血糖控制并且防止并发症的发生。

四、案例分析题

【案例1】

1. B　**解析:**根据患者为 1 型糖尿病患者以及出现的症状,确定患者为酮症酸中毒。

2. D　**解析:**抢救时胰岛素的最佳使用方法为小剂量静脉滴注或者泵推。

3. C　**解析:**酮症酸中毒的治疗原则是积极补液,纠正脱水,小剂量胰岛素使用降糖。

4. D　**解析:**血糖降至 13.9 mmol/L 应加用葡萄糖液加胰岛素。

5. D　**解析:**治疗严重低钾血症(<3.3 mmol/L)可危及生命,此时应立即补钾。

6. C　**解析:**一般采用小剂量胰岛素静脉滴注治疗方案,开始以 0.1 U/(kg·h),每小时监测血糖,根据血糖结果进行胰岛素调整用量。

7. 常见的诱因有急性感染、胰岛素不适当减量或突然中断治疗、饮食不当、胃肠疾病、脑卒中、心肌梗死、创伤、手术、妊娠、分娩、精神刺激等。

8. ① 小剂量胰岛素静脉滴注治疗;② 补液;③ 纠正电解质紊乱和酸中毒;④ 去除诱因和治疗并发症;⑤ 保持良好的血糖控制,预防和及时治疗感染及其他诱因。

9. 轻度仅有酮症而无酸中毒(糖尿病酮症);中度除酮症外,还有轻至中度酸中毒(DKA);重度是指酸中毒伴意识障碍(DKA 昏迷),或虽无意识障碍,但二氧化碳结合力低于 10 mmol/L。该患者为重度。

【案例2】

1. C　**解析:**1 型糖尿病往往起病迅速,"三多一少"症状明显,常见酮症或酮症酸中毒。

2. C　**解析:**遗传易感性是 1 型糖尿病发病因素之一,但反过来 1 型糖尿病并没有绝对遗传性。

3. C　**解析:**在尽量避免低血糖基础上,儿童和青春期 1 型糖尿病控制目标为 HbA1c<7.5%;该案例患者 15 岁属青春期。

4. D　**解析:**对初诊断的 1 型糖尿病患儿及家庭,应首要教会其饮食调整、胰岛素注射、血糖监测、低血糖防护、运动管理。

【案例3】

1. A 解析：脂肪增生是注射部位的皮下组织出现增厚的"橡皮样"病变,质地硬,或呈瘢痕样改变。脂肪萎缩为脂肪细胞缺失,临床表现为皮肤不同程度的凹陷。根据案例判断患者发生的是脂肪增生。胰岛素的使用时间越长、注射部位不轮换、针头重复使用等都是注射部位发生脂肪增生的危险因素。

2. 除依从正常胰岛素注射技术(一次性使用针头、正确轮换注射部位等)外,因患儿皮下脂肪层薄,一般在针头选择方面推荐 4 mm,且进针时应充分评估患儿后正确应用捏皮手法,同时选择合适的进针角度。

【案例4】

1. ACDE 解析：临床常见导致胰岛素泵针头堵塞的原因为:输注导管内进入血液或其他体液;重复或超时使用输注管路可引起胰岛素结晶沉淀;使用的针头太细,多次分离,多次暂停输出;患者过于消瘦、进针角度不当导致皮下软管打折。

2. ABCDE 解析：患者胰岛素泵控糖 3 个月,仍未掌握胰岛素泵常见问题如针头堵塞等的解决方法,因此应强化教会其与日常密切相关的观察输注管路是否通畅,植入部位有无异常,各种报警的处理方法,在特殊情况下的胰岛素泵应用注意事项,备用的胰岛素注射方案,带泵不能行核磁共振检查等基本技能。

3. ① 可减少胰岛素吸收的变异 ② 可明显减少低血糖发生的风险 ③ 可提高患者的治疗依从性 ④ 可提高患者生活质量

【案例5】

1. ABCD 解析：分析案例,此应激阶段减轻患者痛苦的对症护理、营养支持、心理护理、安全护理一定是首优护理。建议在患者病情稳定期再采取有效的糖尿病健康教育。

2. ABC 解析：分析案例,并无患者认知障碍或行为品行障碍的描述。

3. ABCDE 解析：指南推荐针对 1 型糖尿病患者的社会心理问题应提高糖尿病工作者的认识,进行科学评估,重视家庭支持,必要时应采取专业的心理行为干预及适当的药物治疗。

4. C 解析：指南推荐为确诊后 5 年。

5. 有糖尿病微血管病变(视网膜病变),糖尿病神经病变(胃轻瘫),焦虑抑郁。另患者病程大于 10 年,同时可能出现其他微血管病变(肾病),心脑血管等大血管并发症。

第九章　2型糖尿病

一、填空题

1. 糖尿病的急性并发症有 _____、_____、_____、_____。

2. 糖尿病酮症酸中毒临床是以 _____、_____ 为主要特点的临床综合征。

3. 酮体包括_____、_____、_____。

4. 低血糖的诊断标准:糖尿病患者为_____,非糖尿病患者为 _____。

5. 糖化血红蛋白浓度与平均血糖呈_____,可反映过去 _____周 的血糖平均水平。

6. 由于C肽不和血清中_____发生交叉免疫反应,所以C肽值可以较 准确的反映胰岛 β 细胞的储备和分泌功能。

7. 糖尿病综合治疗包括_____、_____、 _____、_____、_____、_____6个 方面,以及_____和 改变不良生活习惯4项措施。

8. 糖尿病胃轻瘫指由糖尿病引起的_____造成的一组临床症候 群,发生的机制是_____。

9. 磺脲类药物应在_____服用,最主要的不良反应是_____。

10. 二甲双胍的主要不良反应为_____,双胍类药物禁用 于_____病人,使用造影剂前后应暂停服用至少_____。

11. 噻唑烷二酮类(TZDs)口服药的主要不良反应是_____、_____。

12. α-糖苷酶抑制剂服用方法:_____、服用该类药物的 患者出现低血糖时治疗需使用_____。

13. 胰岛素按作用快慢和维持时间长短可分为_____、_____、_____、_____、_____5类。

14. 糖尿病酮症酸中毒(DKA)治疗时补液基本原则为_____、_____。

15. DKA开始治疗后,病人每小时尿量在_____以上时,血钾低于 _____即可静脉补钾。

16. 胰岛素注射部位按胰岛素吸收快慢依次为＿＿＿＿＿＿、＿＿＿＿＿＿、
＿＿＿＿＿＿、＿＿＿＿＿＿。

17. 踝肱指数（ABI）正常值为＿＿＿＿＿。

18. 中国 2 型糖尿病防治指南（2017 年版）中指出 2 型糖尿病的血压控制目标
为＿＿＿＿＿＿。

19. SGLT2 抑制剂的作用原理是＿＿＿＿＿＿＿＿＿,常见的不良反应是
＿＿＿＿＿＿。

20. 糖尿病肾病患者每日蛋白质摄入量约为＿＿＿＿＿＿,开始透析的患者
蛋白摄入量＿＿＿＿＿＿。

二、单选题

1. 下列哪项因素会导致糖尿病患者在生病期间血糖易升高？　　　　（　　）
    A. 胰岛素抵抗增加　　　　　　B. 饮食规律被打乱
    C. 运动规律被打乱　　　　　　D. 以上均是

2. 糖尿病患者生病期间的饮食护理中,正确的是：　　　　　　　（　　）
    A. 给予高蛋白饮食增加营养
    B. 饮食可以放开不控制
    C. 注意摄取适量的食物,提供足够的能量
    D. 以上都是

3. 糖尿病患者发烧、呕吐、腹泻会导致体液大量丢失,应如何补充足够的水
分和电解质？　　　　　　　　　　　　　　　　　　　　　　　（　　）
    A. 多喝果汁
    B. 进食稀饭或白粥
    C. 禁食,利于胃肠恢复
    D. 进食温开水、补液盐等可防止脱水

4. 糖尿病患者生病期间,应如何护理无食欲的患者？　　　　　　（　　）
    A. 少食多餐,流质饮食
    B. 给予其喜爱的饮食,以促进食欲
    C. 多食酸性水果增加食欲
    D. 患者随意调节

5. 糖尿病患者在生病期间需要加强的监测项目是：　　　　　　　（　　）
    A. 加强对血糖和尿酮体的监测　　B. 加强对饮食的监测
    C. 加强对药物剂量的监测　　　　D. 加强对运动的监测

6. 糖尿病患者若因发烧、呕吐、腹泻而导致体液大量丢失时,可给予进食温
开水、补液盐等防止脱水,这是由于：　　　　　　　　　　　　（　　）

  A. 稀释血液   B. 改善循环

  C. 降低血糖、清除酮体   D. 以上都是

7. 糖尿病患者在生病期间需要加强对血糖监测,通常应如何要求? （ ）

  A. 不监测,去医院就诊时再测

  B. 每小时测 1 次血糖

  C. 每 4~6 小时测 1 次血糖,1 天至少测 4 次

  D. 不固定,想测就测

8. 糖尿病患者在生病期间血糖监测的频率: （ ）

  A. 三餐前加早餐后的血糖   B. 三餐前及睡前的血糖

  C. 三餐后及睡前的血糖   D. 最少每 4 小时一次

9. 糖尿病患者在患病期间出现下列何种情况说明出现脱水症状,应立即补

  充水分?   （ ）

  A. 成年人一天之中排尿多于 2 次

  B. 成年人一天之中排尿不到 2 次

  C. 婴儿所用的尿布多于正常时的一半

  D. 婴儿所用的尿布少于正常时的 1/3

10. 对于糖尿病患者来说,在生病期间用药应: （ ）

  A. 继续坚持原治疗,必要时遵医嘱需加大药物用量

  B. 减少药物量,防止低血糖

  C. 停用胰岛素,仅用口服药物

  D. 原先的药物均减半使用

11. 服用何种药物会让患者出现呕吐、腹泻、呼吸困难等情况,并有可能会导

  致患者出现乳酸酸中毒?   （ ）

  A. 拜糖平   B. 亚莫利

  C. 双胍类药物   D. 格列齐特

12. 对于不能进食及尿酮体呈强阳性的患者,以下治疗方法中正确的是:

                        （ ）

  A. 做好心理护理,鼓励患者进食   B. 口服降糖药剂量加大

  C. 鼓励患者适当运动   D. 胰岛素治疗

13. 以下哪项是糖尿病常见的急性并发症?   （ ）

  A. 糖尿病酮症酸中毒   B. 糖尿病足

  C. 白内障   D. 糖尿病神经病变

14. 糖尿病酮症酸中毒(DKA)的定义,下列选项正确的是: （ ）

  A. 是糖尿病最常见的急性并发症之一

  B. 是体内胰岛素严重缺乏引起的

    C. 高血糖、高血酮、酸中毒的一组临床综合征

    D. 以上都是

15. 糖尿病患者低血糖的诊断标准是： （   ）

    A. 一般以血浆血糖浓度≤3.0 mmol/L(70 mg/dl)

    B. 一般以血浆血糖浓度≤2.8 mmol/L(70 mg/dl)

    C. 一般以血浆血糖浓度≤3.9 mmol/L(70 mg/dl)

    D. 一般以血浆血糖浓度≤3.5 mmol/L(70 mg/dl)

16. 低血糖可以诱发或加重某些疾病的发生,不包括： （   ）

    A. 肾衰竭   B. 恶性心律失常

    C. 急性脑卒中   D. 急性心肌梗死

17. 长期反复严重的低血糖,可导致患者哪些损害,描述正确的是： （   ）

    A. 中枢神经系统不可逆的损害   B. 引起患者性格变化

    C. 精神异常、痴呆等   D. 以上都对

18. 关于低血糖危害的描述中,错误的是： （   ）

    A. 导致反应性高血糖,造成血糖波动,病情加重

    B. 长期反复严重的低血糖,可导致中枢神经系统不可逆的损害,引起病

       人性格变化、精神异常、痴呆等

    C. 可减少血小板的聚集而促进糖尿病血管并发症的发生和发展

    D. 低血糖昏迷过久如未被发现可造成死亡

19. 关于低血糖发生的原因中,描述错误的是： （   ）

    A. 药物   B. 心理   C. 运动   D. 饮食

20. 在饮食方面,易引起低血糖发生的因素中不包括： （   ）

    A. 吃得太少   B. 误餐

    C. 高碳水化合物饮食   D. 空腹饮酒

21. 在运动方面,易引起低血糖发生的因素是： （   ）

    A. 空腹运动   B. 运动量过大

    C. 胰岛素注射后立即运动   D. 以上均是

22. 引起低血糖发生的药物方面的原因是： （   ）

    A. 胰岛素或口服降糖药物量过少引起

    B. 胰岛素或口服降糖药物量过多引起

    C. 不服用降糖药物

    D. 拒绝使用胰岛素注射

23. 低血糖的表现中,以下描述错误的是： （   ）

    A. 发抖   B. 出冷汗   C. 心跳减慢   D. 头晕想睡

24. 糖尿病患者低血糖的评估和判断,以下描述正确的是： （   ）

A. 有低血糖症状

B. 正常人血糖值<2.8 mmol/L,糖尿病患者血糖值≤3.9 mmol/L

C. 有诱发因素

D. 以上都对

25. 怀疑糖尿病患者有低血糖时的处理,错误的是: （　　）

A. 立即测定血糖水平,以明确诊断

B. 无法测定血糖时暂按低血糖处理

C. 不处理,等待医嘱

D. 处理后应加强观察症状改善情况

26. 糖尿病患者发生低血糖时,对清醒的患者宜给予口服 15 g 糖类食物,不包括: （　　）

A. 2 大块方糖 　　　　　　　　　　B. 1 个 100 g 的馒头

C. 半杯橘子汁 　　　　　　　　　　D. 1 大汤勺的蜂蜜

27. 服用 α - 糖苷酶抑制剂的患者,如发生低血糖,处理方法是: （　　）

A. 巧克力数块 　　　　　　　　　　B. 蜂蜜 1 大勺

C. 葡萄糖口服或静脉治疗 　　　　　D. 以上均对

28. 低血糖患者出现意识障碍,不能进食时,以下处理错误的是: （　　）

A. 喂食巧克力或糖块

B. 遵医嘱静脉推注 50% 葡萄糖 20 ml

C. 肌内注射胰升糖素 0.5～1 mg

D. 给予蜂蜜涂抹在口腔黏膜上,再遵医嘱静脉用药

29. 出现低血糖给予处理后,要过多久复测血糖值? （　　）

A. 30 分钟 　　　　B. 20 分钟 　　　　C. 15 分钟 　　　　D. 60 分钟

30. 出现低血糖,15 分钟后复测血糖,若血糖仍≤3.9 mmol/L,最妥当的处理方法为: （　　）

A. 心理护理

B. 再次进食 15 g 含糖类食物

C. 不予处理,过 15 分钟后再测血糖

D. 嘱其卧床休息,减少消耗

31. 出现低血糖,15 分钟后复测血糖,血糖值为多少时需继续给予 50% 葡萄糖 60 ml 静脉注射? （　　）

A. 血糖≤3.9 mmol/L 　　　　　　　B. 血糖≤2.8 mmol/L

C. 血糖≤3.5 mmol/L 　　　　　　　D. 血糖≤3.0 mmol/L

32. 出现低血糖,15 分钟后复测血糖,若血糖在 3.9 mmol/L 以上,但距离下一次进餐时间在 1 小时以上,应给予何种饮食护理? （　　）

A. 不用再进食了

B. 给予含蛋白质或淀粉类食物

C. 继续口服巧克力

D. 继续口服蜂蜜

33. 发生低血糖后 15 分钟需复测血糖,此后的血糖监测应: （ ）

A. 不需要再监测了

B. 有必要在低血糖纠正后 0.5 小时重复监测血糖

C. 有必要在低血糖纠正后 1 小时重复监测血糖

D. 有必要在低血糖纠正后下一餐进餐前复测

34. 低血糖发生后,应注意下述哪个时间段的监测,以避免低血糖再次发生?

（ ）

A. 意识恢复后至少监测血糖 24～48 小时

B. 意识恢复后至少监测血糖 24 小时

C. 意识恢复后至少监测血糖 48 小时

D. 意识恢复后至少监测血糖 6～8 小时

35. 以下关于低血糖的护理,错误的是: （ ）

A. 怀疑低血糖时立即测定血糖水平,以明确诊断,无法测定血糖时暂按低血糖处理,并观察症状改善情况

B. 糖尿病患者血糖值≤3.8 mmol/L

C. 分析引起低血糖原因,做好患者及家属教育指导

D. 低血糖可诱发心、脑血管疾病,应监测生命体征,做好记录

36. 在预防低血糖发生的护理措施中,下列错误的是: （ ）

A. 饮食定时定量

B. 熟悉低血糖的症状及自我处理低血糖的方法

C. 外出时,随身携带糖尿病急救卡、少量糖和食物

D. 根据自身情况,自行调整胰岛素注射剂量

37. 关于糖尿病足的描述中,错误的是: （ ）

A. 是下肢远端神经异常和不同程度周围血管病变引起的足部感染、溃疡和(或)深层组织破坏

B. 是导致糖尿病患者残疾和降低生活质量的主要原因

C. 90%的截肢是不可以预防的

D. 要做到早预防、早期诊断和积极管理

38. 引起糖尿病足的相关高危险因素中,错误的是: （ ）

A. 心情焦虑

B. 周围血管病变和(或)神经病变

  C. 先前有过溃疡/截肢

  D. 有足部外伤

39. 糖尿病足溃疡的相关高危因素中,外伤性危险因素包括: （ ）

  A. 鞋袜不合适或鞋内异物   B. 赤足走路

  C. 滑倒/意外事故   D. 以上都是

40. 糖尿病足溃疡相关高危因素中,不属于生物机械力学性因素的是:（ ）

  A. 关节活动受限,足畸形/骨关节病变

  B. 骨刺(突出)

  C. 胼胝

  D. 以上均不是

41. 糖尿病足溃疡相关高危因素中,以下哪项不属于个人及社会-经济状况因素? （ ）

  A. 独居老人   B. 缺乏教育

  C. 贫穷,无法支付医护费用   D. 依从性差

42. 建议糖尿病患者多久检查足部,以防护糖尿病高危足? （ ）

  A. 每天   B. 每月   C. 每年   D. 每3个月

43. 糖尿病高危足的防护中,在鞋子的选择方面错误的是: （ ）

  A. 鞋面柔软、鞋底防滑

  B. 鞋子的内部空间要与脚正好合适

  C. 鞋垫柔软

  D. 没有明显的接缝,有鞋带或胶贴

44. 糖尿病患者的足部护理中,下列描述正确的是: （ ）

  A. 交替选择赤脚走路

  B. 可以穿着漏趾凉鞋、高跟鞋和尖头鞋

  C. 选择下午或傍晚时购买鞋子,双足同时试穿。鞋应长于脚1～2 cm,鞋的高度应给予足趾足够的空间

  D. 鞋子的内部空间要正好与脚合适,鞋底防滑、鞋垫柔软、没有明显的接缝、有鞋带或胶贴

45. 糖尿病高危足的防护时,如果患者有循环障碍,双足感觉冷,处理方法为: （ ）

  A. 使用热水袋取暖   B. 建议穿着保暖的羊毛袜

  C. 使用温度高的水泡脚   D. 使用暖炉等取暖设备

46. 糖尿病患者选择袜子时,下列描述正确的是: （ ）

  A. 袜子不要太大,太大的袜子容易有折痕或滑移而造成擦伤

  B. 不穿太紧的袜子或高过膝的袜子;袜口不能太紧

C. 穿无粗糙接口缝线的袜子;透气的浅色棉袜,不能有织补的地方

D. 以上都是

47. 糖尿病高危足护理方面,若出现鸡眼和胼胝时,下列说法中正确的是: （ ）

A. 不要使用化学药物或膏药去除鸡眼和胼胝

B. 可以去足浴时让技师除去

C. 可以自己用刮刀去除

D. 不处理

48. 糖尿病患者洗脚时的建议的水温是: （ ）

A. 低于 50 ℃   B. 低于 25 ℃

C. 低于 37 ℃   D. 低于 55 ℃

49. 糖尿病患者洗脚时试水温,错误的做法是: （ ）

A. 由照顾者先用手试温,手感到水温合适即可

B. 由患者将脚放下去试水温

C. 用温度计测量水温

D. 患者本人可用手肘试温

50. 糖尿病高危足患者日常护理方面,描述错误的是: （ ）

A. 每日足部检查

B. 观察是否有皮损、水疱,足趾间有否糜烂等,必要时可借助镜子

C. 可以使用化学药物或膏药去除鸡眼和胼胝

D. 干燥的皮肤应使用润肤液,但避免用于足趾间

51. 糖尿病高危足日常护理方面,自行修剪趾甲时需要注意的是: （ ）

A. 使用趾甲剪沿直线将趾甲剪掉

B. 趾甲需要剪得短些

C. 将趾甲修剪得有型好看

D. 女性患者可以涂趾甲油

52. 下列关于糖尿病患者足趾护理的注意事项中,错误的是: （ ）

A. 使用趾甲剪沿直线将趾甲剪掉,不要剪得太短,或剪得有尖角

B. 趾甲尽量剪得短一些,防止穿鞋时夹脚

C. 如果看不到或够不着趾甲,或趾甲有真菌,则让足病医生来剪

D. 定期去医院检查足部,一旦出现青紫、刮伤或疼痛应及时就医

53. 糖尿病足溃疡的局部创面的处理,下列描述正确的是: （ ）

A. 创面清创、控制渗出   B. 保持创面湿润的环境

C. 必要时负压治疗   D. 以上都是

54. 糖尿病足溃疡的处置中,控制感染的治疗原则是: （ ）

　　A. 清创　　　　　　　　　　　B. 外科引流

　　C. 抗生素治疗　　　　　　　　D. 以上都是

55. 糖尿病足溃疡的患者应加强对足部溃疡的保护,适当减压,下列选项中错误的是:　　　　　　　　　　　　　　　　　　　　(　　)

　　A. 特制鞋垫

　　B. 使用拐杖等支具

　　C. 延长卧床休息时间,如果可以,不要下床

　　D. 减少站立和行走

56. 对糖尿病足溃疡的处置中,正确的是:　　　　　　　(　　)

　　A. 进行血管重建手术、药物治疗改善血流灌注

　　B. 必要时使用胰岛素;治疗水肿和营养不良

　　C. 创面清创、控制渗出、保持创面湿润的环境、负压治疗;必要时,截肢

　　D. 以上都对

57. 老年糖尿病患者长期卧床或活动受限者,皮肤受压超过几小时以上易发生压疮?　　　　　　　　　　　　　　　　　　　　(　　)

　　A. 1 小时以上　　　　　　　　B. 2 小时以上

　　C. 8 小时以上　　　　　　　　D. 24 小时以上

58. 老年糖尿病患者如皮肤发生压疮,以下描述错误的是:　　(　　)

　　A. 应加强巡视、督促患者翻身　　B. 选择气垫床等减压

　　C. 保持皮肤及病床清洁干燥　　　D. 红外线灯照射保持干燥

59. 老年糖尿病患者,如果已出现糖尿病足,恰当的处理为:　　(　　)

　　A. 创面清创、控制渗出　　　　　B. 定时换药

　　C. 积极治疗原发病　　　　　　　D. 以上都是

60. 老年糖尿病患者,对其生活护理方面描述错误的是:　　　(　　)

　　A. 长期卧床,活动受限者,皮肤受压超过 4 小时以上,易发生压疮,应加强巡视、翻身,按摩受压处或垫气圈,保持皮肤及病床清洁干燥

　　B. 如有眼部病变的患者,提供用眼卫生、滴眼药的注意事项及糖尿病眼病的相关知识

　　C. 如果已出现糖尿病足,应定时换药,积极治疗原发病

　　D. 预防感染,做好口腔护理,注意眼部清洁,保持皮肤完整,注意加强糖皮质激素的应用护理

61. 老年糖尿病患者的营养护理中,错误的是:　　　　　　(　　)

　　A. 保证充足的营养

　　B. 饮食应以清淡为主

　　C. 易消化为主

D. 根据病人情况给予流质饮食较好

62. 老年糖尿病患者,碳水化合物应占摄入总热量的: （ ）

    A. 35%～50%   B. 45%～65%

    C. 45%～60%   D. 25%～40%

63. 老年糖尿病患者,脂肪应占摄入总热量的: （ ）

    A. 15%～20%   B. 25%～30%

    C. 35%～40%   D. 20%～30%

64. 老年糖尿病患者,蛋白质的摄入量每日应为: （ ）

    A. 0.8 g/(kg·d)   B. 1.0 g/(kg·d)

    C. 1.5 g/(kg·d)   D. 1.4 g/(kg·d)

65. 以下关于老年糖尿病患者的营养支持护理,描述错误的是: （ ）

    A. 老年患者应保证充足的营养,饮食应以清淡、易消化为主

    B. 脂肪占总热量的 15%,蛋白质摄入量为 1.0 g/(kg·d)

    C. 老年患者无需严格禁食含蔗糖食物,每天可适量补充复合无机盐和维生素

    D. 碳水化合物占一天总热量的 45%～60%,应多食全谷物食品、豆类和蔬菜等

66. 以下关于老年糖尿病患者低血糖发生的特点,描述错误的是: （ ）

    A. 发生率高   B. 不宜识别

    C. 症状典型   D. 进展快

67. 为了防止老年患者的低血糖发生,以下情况中应加强监测血糖的是:

                                                  （ ）

    A. HbA1c 低   B. 近期更换降糖药物

    C. 近期饮食内容改变   D. 以上均是

68. 哪些老年糖尿病患者易患低血糖? （ ）

    A. 单身老年男性、认知功能减退

    B. 其他方面的药物的协同作用,合并感染等应激状态

    C. 低血糖症状不典型、服药依从性差等患者

    D. 以上都对

69. 老年糖尿病患者运动中,以下哪项不属于运动的禁忌证? （ ）

    A. 心情不好,不愿意运动   B. 存在心、脑血管疾病

    C. 视物模糊   D. 有慢性疼痛和跌倒病史

70. 老年糖尿病患者为避免引起低血糖,合适的活动时间段是: （ ）

    A. 空腹进行   B. 应在饭后 1 小时左右进行

    C. 晨起锻炼   D. 胰岛素注射后

71. 老年糖尿病患者,活动时间应以: （　）

    A. 5～10分钟为宜   B. 10～15分钟为宜

    C. 30～60分钟为宜   D. 20～30分钟为宜

72. 老年糖尿病患者的糖尿病护理中,下列健康教育内容错误的是: （　）

    A. 进行糖尿病知识宣教,指导患者合理饮食

    B. 教育患者了解糖尿病的诊治,可以自行增减药量

    C. 适量运动,保护足部,戒烟限酒

    D. 加强对老年患者自我监测和防护的培训及教育

73. 为老年糖尿病患者进行心理护理,以下描述正确的是: （　）

    A. 老年患者因长年疾病缠身及严重的经济负担,使其产生自卑倦怠心理,医务人员应和患者及家属多沟通

    B. 调动患者自身的积极因素,防止因情绪激动而引起血糖波动

    C. 耐心向患者及家属解释病情,充分肯定其治疗,使其树立信心

    D. 以上都对

74. 糖尿病合并心血管疾病时,喘憋严重者应采用的体位是: （　）

    A. 头低足高位

    B. 头高足低位

    C. 半坐位、端坐位,双腿下垂

    D. 中凹位

75. 糖尿病合并心血管疾病时,有关排便健康宣教时,下列描述正确的是: （　）

    A. 保持大便通畅,尽量采用屏气的方式完成

    B. 尽量使用坐便器而避免采用蹲厕

    C. 大便不通畅时,不能采用缓泻剂

    D. 不能吃粗纤维的食物及水果

76. 糖尿病合并心血管疾病时,患者呼吸困难、水肿症状明显时应采取的体位是: （　）

    A. 应卧床休息   B. 头低足高位

    C. 头高足低位   D. 中凹位

77. 糖尿病合并心血管疾病时,在生活护理方面描述正确的是: （　）

    A. 症状明显时卧床休息,加强生活护理;症状缓解后,鼓励患者尽可能生活自理,为患者的自理活动提供便利和指导;每天适当开窗通风,注意保暖,预防感冒

    B. 患者应衣着宽松,盖被轻软,以减轻憋闷感

    C. 注意患者体位的舒适和安全

D. 以上都是

78. 糖尿病合并心血管疾病时的饮食治疗,不合适的是: （ ）
    A. 低糖、低脂、低盐   B. 低蛋白
    C. 高维生素   D. 低热量饮食

79. 糖尿病合并心血管疾病患者,如果发生频繁呕吐、胃肠道功能减弱或有严重的应激性溃疡、昏迷者,应给予何种饮食治疗为宜? （ ）
    A. 流质

    B. 软食

    C. 半流质饮食,增加营养

    D. 肠外营养,补充葡萄糖、氨基酸、脂肪乳

80. 糖尿病合并心血管疾病患者的饮食护理中,下列描述错误的是: （ ）
    A. 给予低糖、低脂、低盐饮食

    B. 给予高蛋白、高维生素、高热量饮食

    C. 对于频繁呕吐、胃肠道功能减弱或有严重的应激性溃疡、昏迷者,给予肠外营养

    D. 适当补充葡萄糖、氨基酸、脂肪乳

81. 为了制定个性化的运动处方,医生需对糖尿病合并心血管疾病的患者应进行的检查是: （ ）
    A. 运动负荷试验   B. 糖耐量试验
    C. 24 小时动态心电图   D. 心超检查

82. 糖尿病合并心血管疾病的患者在药物治疗时,容易引起患者血压下降和体位性低血压的药物是: （ ）
    A. 口服降糖药   B. 胰岛素
    C. 降压药和硝酸酯类   D. 降脂药物

83. 糖尿病合并心血管疾病的患者应用降压药时应做好健康教育,以防止引起患者血压下降和体位性低血压,下列描述错误的是: （ ）
    A. 用药过程一定要严密监测血压的变化

    B. 用药过程一定要完全听取患者的主诉

    C. 指导患者起床动作要缓慢

    D. 指导患者改变体位时动作要缓慢

84. 由于糖尿病患者常见无症状的心肌缺血,可以帮助及时发现和处理心肌缺血的检查是: （ ）
    A. 床旁心电监测或床边心电图检查

    B. 静脉血糖测定

    C. 毛细血管血糖测定

D. 血气分析检查

85. 糖尿病合并心血管疾病的患者在护理方面,以下描述正确的是: （　　）

  A. 指导患者在康复运动室进行运动负荷试验,协助医生根据试验的结果为其制定个性化的运动处方

  B. 降压药和硝酸酯类药的使用容易引起患者血压下降和体位性低血压,要严密监测血压的变化和注意患者的主诉,指导患者起床和改变体位时动作要缓慢

  C. 给予心电监护:由于糖尿病患者常见无症状心肌缺血,及时发现和处理心肌缺血

  D. 以上都是

86. 糖尿病合并心血管疾病的患者在心理护理方面,下列描述错误的是:

                          （　　）

  A. 患者容易出现抑郁,要关注患者情绪或精神的改变

  B. 安慰鼓励患者,稳定患者情绪,增高交感神经兴奋,减轻呼吸困难

  C. 提供心脏病、适应压力和健康生活方式的宣教

  D. 提倡患者、家属及照护者共同参与学习健康教育

87. 糖尿病合并肾脏疾病患者,当下肢明显水肿时宜采取的体位为: （　　）

  A. 可抬高下肢,症状严重时卧床休息

  B. 中凹位

  C. 端坐位

  D. 头低足高位

88. 糖尿病合并肾脏疾病患者的皮肤护理,以下哪项描述是错误的? （　　）

  A. 患者应注意衣着柔软、宽松

  B. 护理动作应轻柔

  C. 长期卧床者应固定体位,以免引起心力衰竭

  D. 每天做好皮肤黏膜和会阴的清洁

89. 糖尿病合并肾脏疾病患者在症状严重时应卧床休息,当症状减轻后的处理是: （　　）

  A. 继续卧床休息

  B. 可起床活动,但应避免劳累

  C. 立刻投入学习工作中去

  D. 可以从事体力工作,无影响

90. 糖尿病合并肾脏疾病患者,以下有关生活护理的描述正确的是: （　　）

  A. 患者症状严重时卧床休息,下肢明显水肿者,可抬高下肢;阴囊水肿者可用吊带托起

B. 症状减轻后可起床活动,但应避免劳累

C. 长期卧床者应经常变换体位,防止发生压疮;保持皮肤黏膜、会阴的清洁,避免感染

D. 以上都是

91. 糖尿病肾病患者适宜的蛋白摄入量为: （　　）

  A. 0.6 g/(kg•d)   B. 0.8 g/(kg•d)

  C. 1.0 g/(kg•d)   D. 1.2 g/(kg•d)

92. 中国2型糖尿病防治指南(2017年版)中对于糖尿病肾病饮食管理中描述正确的是: （　　）

  A. 肾功能不全时蛋白质摄入量0.6 g/(kg•d)

  B. 糖尿病肾病患者蛋白质摄入量0.8 g/(kg•d)

  C. 开始透析者蛋白摄入量应该更加严格限制1.0 g/(kg•d)

  D. 以上都对

93. 糖尿病合并肾脏疾病,尤其肾功能不全者,在蛋白选择上应注意什么? （　　）

  A. 植物蛋白为主   B. 优质动物蛋白为主

  C. 多食豆制品,豆浆类   D. 1.2 g/(kg•d)

94. 糖尿病合并肾脏疾病患者每日摄入盐的量应少于: （　　）

  A. 2 g/d   B. 4 g/d

  C. 6 g/d   D. 8 g/d

95. 糖尿病合并肾脏疾病患者宜选用低脂饮食,下列描述错误的是: （　　）

  A. 进食海鱼   B. 进食牛油

  C. 补充不饱和脂肪酸   D. 补充亚油酸

96. 糖尿病合并肾脏疾病患者的饮食治疗,下列描述中正确的是: （　　）

  A. 给予高纤维饮食,促进食物吸收

  B. 充足维生素饮食,特别是维生素A和维生素D,对神经和血管有保护作用

  C. 选择动物性油脂为主,量要适当控制

  D. 以上都对

97. 糖尿病合并肾脏疾病患者,为减少对肾脏的损害,应选用的降糖药为: （　　）

  A. 格列喹酮   B. 口服磺脲类(除糖适平)

  C. 双胍类药物   D. 格列齐特

98. 糖尿病合并肾脏疾病患者不适宜使用的药物是: （　　）

  A. 胰岛素   B. 二甲双胍

C. 格列喹酮 D. 拜糖平

99. 糖尿病伴有蛋白尿的患者的血压应控制到: （ ）

    A. 血压不超过 90/60 mmHg   B. 血压不超过 100/70 mmHg

    C. 血压不超过 130/80 mmHg   D. 血压不超过 150/80 mmHg

100. 糖尿病合并肾脏疾病患者的运动方式应选择何种为宜？ （ ）

    A. 游泳   B. 溜冰   C. 快跑   D. 举重

101. 糖尿病合并肾脏疾病患者的降压药应首选何种？ （ ）

    A. 首选降压药为利尿剂

    B. 首选降压药为血管紧张素转换酶抑制剂或血管紧张素Ⅱ受体阻滞剂

    C. 首选降压药为钙离子拮抗剂

    D. 首选降压药为血管扩张药

102. 糖尿病合并肾脏疾病患者的专科护理,下述描述正确的是: （ ）

    A. 可使用对肾脏毒害小的药物,如格列喹酮等;口服磺脲类(除格列喹酮)和双胍类药物禁用

    B. 因糖尿病肾病易发生低血糖反应和昏迷,应密切做好血糖监测

    C. 血压不超过 130/80 mmHg,首选降压药为血管紧张素转换酶抑制剂或血管紧张素Ⅱ受体阻滞剂

    D. 以上都是

103. 为防止口腔感染,糖尿病合并神经系统疾病患者应每日进行口腔护理: （ ）

    A. 1 次   B. 2 次   C. 5 次   D. 不需要

104. 长期卧床的糖尿病合并神经系统疾病患者,应如何做好生活护理？ （ ）

    A. 活动受限,皮肤受压超过 2 小时以上,易发生压疮

    B. 应加强巡视、翻身,按摩受压处或垫气圈

    C. 保持皮肤及病床清洁干燥

    D. 以上都是

105. 糖尿病合并神经系统疾病患者在生活护理方面描述错误的是: （ ）

    A. 做好大小便护理,保持外阴部皮肤清洁,预防尿路感染

    B. 可以使用热水袋,防止烫伤

    C. 谵妄躁动患者加床档,必要时作适当约束,防止坠床和自伤

    D. 患者受血糖升高的影响,尤其是昏迷患者,应每日口腔护理 2 次,防止口腔感染

106. 糖尿病合并神经系统疾病患者的饮食原则是: （ ）

    A. 选择低糖、低脂、低盐饮食

    B. 优质蛋白、高维生素、低热量饮食

    C. 清淡易消化食物

    D. 以上都是

107. 糖尿病合并神经系统疾病患者的营养治疗,下列说法错误的是:（   ）

    A. 选择低糖、低脂、低盐、低蛋白、高维生素、高热量、清淡易消化食物

    B. 伴有高血压及肾功能损害的患者应严格控制盐量的摄入,以减轻肾脏负担,保护肾功能

    C. 对于频繁呕吐、胃肠道功能减弱或合并严重的应激性溃疡、昏迷者,可给予肠外营养

    D. 患者进食前后抬高床头防止食物反流

108. 糖尿病合并神经系统疾病患者在急性期昏迷时宜采用的卧位为:（   ）

    A. 进行主动活动   B. 需卧床休息,头偏一侧

    C. 中凹位   D. 头低足高位

109. 糖尿病合并神经系统疾病患者的患肢功能障碍时,应以何种活动为主?

                                        （   ）

    A. 主动活动   B. 不活动

    C. 被动活动   D. 尽量固定姿势,增加舒适

110. 糖尿病合并神经系统疾病患者的专科护理,下列描述正确的是:（   ）

    A. 不宜晨起空腹运动,应在饭后 1 小时左右进行,时间 20～30 分钟

    B. 指导健侧主动运动,训练患侧被动运动。

    C. 患肢功能障碍有所恢复时以主动活动为主,以散步、太极拳等舒缓活动为宜

    D. 以上都是

111. 糖尿病合并神经系统疾病患者,其心理护理方面描述错误的是:（   ）

    A. 脑血管病合并糖尿病患者容易出现焦虑、易怒,应耐心讲解疾病知识和预后,指导健侧主动运动,训练患侧被动运动

    B. 鼓励患者表达自己的感受,指导克服焦躁、悲观情绪,适应病人角色的转变

    C. 可以用语言和行为来激发患者的心理防御反应

    D. 鼓励患者克服困难,增强自我照顾能力和自信

112. 糖尿病患者行大中型手术时,术前空腹血糖应控制在:（   ）

    A. 8～12 mmol/L   B. 8～10 mmol/L

    C. 6～8 mmol/L   D. 4～6 mmol/L

113. 糖尿病患者行大中型手术时,术后空腹血糖应控制在:（   ）

    A. 8～10 mmol/L   B. 8～12 mmol/L

C. 6～8 mmol/L   D. 4～6 mmol/L

114. 糖尿病患者手术前应如何做好心理护理？   （   ）

    A. 稳定患者情绪能改善患者的应激状态

    B. 可介绍手术的治疗效果及成功病例,讲解术中术后的注意和配合事项

    C. 介绍手术的目的和简要过程,使患者保持良好的身心状态以积极配合手术

    D. 以上都是

115. 糖尿病患者应根据手术类型,手术当日禁食禁饮的时间应为： （   ）

    A. 4～6 小时   B. 6～8 小时

    C. 8～10 小时   D. 10～12 小时

116. 使用口服降糖药的糖尿病患者如血糖控制不佳,在择期手术前宜选择的治疗方式为：   （   ）

    A. 即时调整为胰岛素治疗   B. 继续口服降糖药物

    C. 暂停所有药物,控制饮食   D. 禁食

117. 以下糖尿病患者手术前的护理描述,正确的是：   （   ）

    A. 急诊手术患者,协助医师及时纠正酸碱、水电解质平衡紊乱,并密切观察各项指标变化

    B. 术前应根据患者的进食能力、疾病特点等制订科学的饮食计划,适当增加食物中蛋白质的比例,进食清淡易消化的软流质饮食

    C. 择期手术患者,口服降糖药控制良好的患者手术前一晚或手术当天停用口服降糖药,大中型手术在术前 3 天停用口服降糖药,改为胰岛素治疗

    D. 以上都是

118. 糖尿病患者手术中血糖控制的目标是：   （   ）

    A. 3.5～6.1 mmol/L   B. 7.8～10.0 mmol/L

    C. 7.8～13.0 mmol/L   D. 11.0～15.0 mmol/L

119. 在大中型手术术中,对于接受肠外营养的糖尿病患者,葡萄糖输注速率应控制在：   （   ）

    A. 2 mg/(kg·min)以下   B. 3 mg/(kg·min)以下

    C. 4 mg/(kg·min)以下   D. 5 mg/(kg·min)以下

120. 在大中型手术术中,对于接受肠外营养的糖尿病患者,葡萄糖占供能比应保持在：   （   ）

    A. 50%～60%   B. 60%～70%

    C. 70%～80%   D. 80%～90%

121. 在大中型手术术中,对于接受肠外营养的糖尿病患者,若患者体重为

60 kg,则 1 小时葡萄糖输注应不超过: （ ）

    A. 11.4 g   B. 12.4 g   C. 14.4 g   D. 17.4 g

122. 糖尿病对于手术影响的描述中,下列描述中错误的是: （ ）

    A. 糖尿病本身潜在的大血管和微血管并发症可显著增加手术风险

    B. 高血糖易导致机体白细胞等吞噬能力上升

    C. 造成导致伤口愈合延迟

    D. 糖尿病患者机体组织修复能力减弱,更易导致伤口愈合延迟

123. 手术对糖尿病患者影响的描述,下列正确的是: （ ）

    A. 手术应激可使血糖急剧升高

    B. 胰岛素需要量相对增加

    C. 患者处于禁食状态,易造成糖尿病急性并发症(如酮症酸中毒等)发生率增加,是术后病死率增加的主要原因之一

    D. 以上都是

124. 糖尿病患者的术中护理,下列描述错误的是: （ ）

    A. 对于仅需单纯饮食治疗或小剂量口服降糖药物即可使血糖控制达标的 2 型糖尿病患者,在接受小手术时,术中仍旧需要使用胰岛素

    B. 在大中型手术术中,对于接受肠外营养的糖尿病患者,葡萄糖输注速率应控制在 4 mg/(kg·min)以下,葡萄糖占供能比以 50%～60% 为宜,若患者体重为 60 kg,则 1 小时葡萄糖输注不超过 14.4 g

    C. 葡萄糖-胰岛素-钾联合输入时代替分别输入胰岛素和葡萄糖的简单方法,可根据血糖变化及时调整葡萄糖与胰岛素的比例

    D. 保持手术室适宜的温度和舒适的环境,保持静脉通道通畅

125. 糖尿病患者中、小型手术术后一般血糖的控制目标是空腹血糖在: （ ）

    A. 7.0 mmol/L 以下   B. 7.8 mmol/L 以下

    C. 9.0 mmol/L 以下   D. 11.0 mmol/L 以下

126. 糖尿病患者中、小型手术术后一般血糖的控制目标是随机血糖在: （ ）

    A. 5.0 mmol/L 以下   B. 7.0 mmol/L 以下

    C. 10.0 mmol/L 以下   D. 12.0 mmol/L 以下

127. 对于术后需要重症监护或机械通气的糖尿病患者,安全的血糖应控制在: （ ）

    A. 7.8～10.0 mmol/L   B. 10.0～12.0 mmol/L

    C. 12.0～13.0 mmol/L   D. 13.0～14.0 mmol/L

128. 在外科大手术后的应激性高血糖患者,短期可适当降低能量摄入,患者
的能量摄入应控制在: （ ）

    A. 10～15 kcal/(kg·d)   B. 15～20 kcal/(kg·d)

    C. 20～25 kcal/(kg·d)   D. 25～30 kcal/(kg·d)

129. 糖尿病患者术后如未早期进食,由于长时间禁食可能会引起的并发症
为: （ ）

    A. 糖尿病酮症酸中毒   B. 饥饿性酮症

    C. 乳酸性酸中毒   D. 以上都是

130. 糖尿病患者术后护理描述中,下列错误的是: （ ）

    A. 恢复进食前即要恢复原药物治疗

    B. 术后根据患者情况争取早期进食,具体饮食方案取决于手术类型

    C. 密切观察病情,观察伤口有无感染、渗出、红肿的异常情况并及时
       处理

    D. 按不同的手术护理原则指导病员的生活、饮食与运动

131. 在外科大手术后应激性高血糖患者,在急性应激期,短期可适当降低能
量摄入,称为: （ ）

    A. "元素饮食摄入"   B. "允许性低摄入"

    C. "治疗饮食摄入"   D. "试验饮食摄入"

132. ICU糖尿病患者护理中,如果已合并糖尿病足,在其处理中,下列描述中
错误的是: （ ）

    A. 患肢抬高   B. 应保持创面干燥

    C. 无需经常换药   D. 积极治疗原发病

133. ICU糖尿病患者生活护理中,下列描述正确的是: （ ）

    A. ICU患者由于糖皮质激素的应用、侵入性操作多,受高血糖影响,皮
       肤更易破溃和感染,应给予患者宽松衣裤、柔软鞋袜,避免手足破溃

    B. 加强基础护理,严格执行消毒隔离制度

    C. ICU患者一般需长期卧床,易发生压疮,所以应加强巡视、翻身,按摩
       受压处或垫气圈,保持皮肤及病床清洁干燥

    D. 以上都是

134. ICU糖尿病患者专科护理中,根据病情程度,监测血糖的频率为:（ ）

    A. 每0.5～2小时一次   B. 每2～4小时一次

    C. 每4～8小时一次   D. 每8～12小时一次

135. 为输液病人测血糖时,应选择的采血部位为: （ ）

    A. 不采血   B. 未输液肢体的指端

    C. 待补液结束后测量   D. 抽动脉血

136. ICU 糖尿病患者专科护理中,下列描述错误的是: （ ）

    A. 给予患者充分的营养支持,提高免疫力

    B. 向患者及家属宣传有关糖尿病及应激高血糖的知识及相关的注意
       事项

    C. 为输液病人测血糖时,采血部位应选择未输液肢体的指端采血,避免
       血糖值偏高影响使用的胰岛素剂量

    D. 根据病情程度,应每 8～12 小时测一次血糖

137. ICU 病人常常意识不清,无法叙述症状,且生命体征不稳定易掩盖低血
糖症状,因此应加强观察,下列情况属于低血糖高危状况的是: （ ）

    A. 意识障碍,使用降糖药

    B. 禁食,使用肠外营养

    C. 高消耗性疾病,大小便失禁病人

    D. 以上都是

138. ICU 糖尿病患者,肠内营养的护理措施中,下列描述错误的是: （ ）

    A. 春秋冬季时,应放在室温下,不可用加温器加热避免变质

    B. 加强病情观察,预防并发症

    C. 注意营养液的输注温度和速度

    D. 加强导管护理与管理,避免脱落、打折等

139. ICU 糖尿病患者的肠外营养护理措施中,下列描述正确的是: （ ）

    A. 严格无菌操作,观察尿量、神志变化

    B. 密切观察病情变化、静脉输注部位皮肤有无异常

    C. 严密监测预防水电解质,糖代谢紊乱

    D. 以上都是

140. 对于接受肠外营养的糖尿病患者,葡萄糖输注速率应控制在: （ ）

    A. 2 mg/(kg·min)以下   B. 4 mg/(kg·min)以下

    C. 6 mg/(kg·min)以下   D. 8 mg/(kg·min)以下

141. 对于接受肠外营养的糖尿病患者,在输注的葡萄糖即将结束时,下列处
理措施中错误的是: （ ）

    A. 注意巡视病房   B. 应加快滴速

    C. 应缓慢停止输液   D. 观察患者情况

142. 对于接受肠外营养的糖尿病患者,关于血糖护理描述中错误的是:

                                        （ ）

    A. 控制营养液的输注速度

    B. 外源性胰岛素的使用:严格按照医嘱给予准确的胰岛素剂量

    C. 对于接受肠外营养的糖尿病患者,葡萄糖输注速率应控制在

2 mg/(kg·min)以下

    D. 及时血糖监测,预防低血糖的发生

143. 对于机械通气的ICU糖尿病患者,应做好心理护理,下列描述正确的是: (   )

    A. 由于不能说话,身体被束缚,无亲人陪伴在身边,易感到孤独无助,护理人员应给予积极的开导

    B. 熟练操作,耐心地解释

    C. 缓解患者的不安全感

    D. 以上都是

144. ICU糖尿病患者,应做好心理护理,下列描述错误的是: (   )

    A. ICU患者容易焦虑,应了解原因,给患者空间,让患者能够自己树立战胜疾病的信心

    B. 机械通气的患者由于不能说话,身体被束缚,无亲人陪伴在身边,易感到孤独无助,护理人员应给予积极的开导

    C. 熟练操作,耐心地解释,缓解患者的不安全感

    D. 尽可能减少患者身体的暴露,维护患者的自尊心

145. 糖尿病患者跌倒的高危人群有: (   )

    A. 年龄大于65岁

    B. 视力听力较差,缺少照顾者

    C. 服利尿剂、降压药、泻药、镇静催眠药的患者

    D. 以上都是

146. 对糖尿病患者跌倒进行评估有无周围神经病变时,除下列哪项外都是正确的?   (   )

    A. 评估患者有无触觉异常   B. 评估患者有无低血糖

    C. 评估患者有无温度觉异常   D. 评估患者有无压力觉障碍

147. 糖尿病患者跌倒评估中,下列描述正确的是: (   )

    A. 评估患者有无踝关节变形;评估患者有无下肢肌力、肌张力的平衡失调

    B. 评估患者用药史;评估患者年龄

    C. 评估患者认知功能,对周围环境危险的识别能力

    D. 以上都是

148. 糖尿病患者跌倒与周围神经病变密切相关,下列描述错误的是: (   )

    A. 与下肢肌力、肌张力的平衡失调有关

    B. 患者浅感觉受损,容易引起足部受伤

    C. 患者深感觉受损(温度觉、压力觉障碍),有踩在棉花上的感觉,动作

不协调

    D. 合并神经病变的老年糖尿病患者行走时受外伤的危险是没有神经病变者的 15 倍

149. 下列感觉障碍中,不属于浅感觉障碍的是: (　　)

    A. 位置觉障碍   B. 痛觉障碍

    C. 温度觉障碍   D. 压力觉障碍

150. 深感觉障碍是指: (　　)

    A. 痛觉障碍   B. 震动觉、位置觉障碍

    C. 温度觉障碍   D. 压力觉障碍

151. 糖尿病患者为何容易跌倒,下列描述错误的是: (　　)

    A. 糖尿病多为老年患者,年龄与跌倒发生正相关

    B. 糖尿病患者合并认知功能的障碍,影响了患者对周围环境危险因素的识别能力

    C. 糖尿病患者由于外周神经及外周大血管的病变,血管收缩反应不完全,易引起高血压,是晕厥和昏倒的重要因素

    D. 糖尿病患者高血糖或者低血糖发作都可引起四肢无力,容易跌倒

152. 糖尿病患者在如何预防跌倒时,下列描述错误的是: (　　)

    A. 熄灯前巡视,给老年患者拉好床栏以防坠床

    B. 指导患者正确的起床方法,要求快速起床,以防眩晕跌倒

    C. 部分自理能力缺陷的患者应适当限制活动范围,外出检查专人陪伴

    D. 帮助患者分析跌倒的原因,做好宣教指导

153. 糖尿病患者跌倒如受伤程度较轻者,下列护理措施正确的是: (　　)

    A. 可搀扶或用轮椅将患者送回病床

    B. 测量血压、脉搏

    C. 根据病情做进一步的检查和治疗

    D. 以上都是

154. 糖尿病患者跌倒,如果有创伤者,下列处理错误的是: (　　)

    A. 进行局部热敷

    B. 皮肤擦伤渗血者消毒伤口后,以无菌敷料包扎

    C. 出血较多的或有伤口者先止血再清创缝合

    D. 创面大、深者应遵医嘱注射破伤风

155. 下列预防糖尿病患者跌倒的护理措施,正确的是: (　　)

    A. 向患者了解当时跌倒的情景

    B. 帮助患者分析跌倒的原因

    C. 向患者做宣教指导

D. 以上都是

156. 糖尿病患者跌倒,对疑有骨折或肌肉、韧带损伤的患者的处理,下列描述错误的是: （ ）

 A. 立即将患者搀扶到床旁

 B. 根据跌伤的部位和伤情,采取相应的搬运患者方法

 C. 立即对患者进行相关的检查

 D. 必要时遵医嘱行 X 光检查及其他治疗

157. 糖尿病患者如跌倒跌伤头部,出现意识障碍等危及生命的情况时,处理措施为: （ ）

 A. 严密观察病情变化

 B. 注意瞳孔、神志、呼吸、血压等生命体征的变化情况

 C. 迅速采取相应的急救措施

 D. 以上都是

158. 糖尿病患者跌倒时的评估,下列哪项是错误的? （ ）

 A. 立即检查患者的跌伤情况

 B. 判断患者的神志、受伤部位、伤情程度、全身状况等

 C. 立刻将患者扶起来,步行到床旁

 D. 初步判断跌伤原因或病因

159. 下列激素中,可以降低体内血糖的是: （ ）

 A. 胰岛素 B. 胰高血糖素

 C. 肾上腺素 D. 去甲肾上腺素

160. 糖尿病酮症酸中毒患者的输液要求,下列说法正确的是: （ ）

 A. 尽量口服,避免输液

 B. 一般输液速度应保持匀速

 C. 一般输液速度应先快后慢

 D. 一般输液速度应先慢后快

161. 小剂量胰岛素的抽吸,应使用的针筒为: （ ）

 A. 胰岛素专用注射器 B. 2 ml 注射器

 C. 5 ml 注射器 D. 10 ml 注射器

162. 不属于酮症酸中毒的抢救措施的是: （ ）

 A. 快速建立静脉通路

 B. 检测患者的血气分析及静脉血糖

 C. 做好患者的心理护理

 D. 观察并记录患者的生命体征、神志、瞳孔、尿量

163. 糖尿病酮症酸中毒时出现的呼吸模式为: （ ）

    A. 叹息样呼吸   B. 不规则样呼吸

    C. 深度呼吸(库斯莫呼吸)   D. 浅表呼吸

164. 糖尿病酸中毒属于：   （   ）

    A. 代谢性碱中毒   B. 呼吸性酸中毒

    C. 代谢性酸中毒   D. 呼吸性碱中毒

165. 当发生糖尿病酮症酸中毒,患者的补液要求下列哪项是正确的?（   ）

    A. 开始以生理盐水为主,血糖下降到 13.9 mmol/L 给予 5% 葡萄糖或 5% 葡萄糖盐水输注,以利于酮体消除

    B. 开始以 5% 葡萄糖或 5% 葡萄糖盐水为主,血糖下降到 13.9 mmol/L,输注生理盐水,以利于酮体消除

    C. 补液速度不宜过快,防止心力衰竭,加重病情

    D. 应一直以生理盐水补充血容量

166. 糖尿病患者如血糖控制不佳,会出现哪些慢性并发症?   （   ）

    A. 心血管病变、眼部病变   B. 神经病变

    C. 糖尿病性肾病、糖尿病足   D. 以上都是

167. 糖尿病酸中毒伴有意识障碍的患者,该如何护理?   （   ）

    A. 要加床栏、约束带予以保护

    B. 还应避免抓伤

    C. 避免自行拔出(意外脱管)各种管道及坠床等意外不良护理事件的发生

    D. 以上都是

168. 糖尿病酮症酸中毒的患者饮食护理方面,下列描述错误的是：   （   ）

    A. 昏迷期禁食

    B. 待患者清醒后改糖尿病半流质或糖尿病饮食

    C. 鼓励其多饮水

    D. 以上都是

169. 老年糖尿病患者伴眼部病变者,下列护理措施错误的是：   （   ）

    A. 绝对卧床休息,防止意外发生   B. 提供用眼卫生知识

    C. 提供滴眼药的注意事项   D. 提供糖尿病眼病的相关知识

170. 老年糖尿病患者的饮食护理,以下描述错误的是：   （   ）

    A. 老年患者无需严格禁食含蔗糖食物

    B. 老年患者可以不控制饮食,防止低血糖

    C. 每天可适量补充复合无机盐和维生素

    D. 保证充足的营养,饮食应以清淡、易消化为主

171. 糖尿病患者胰岛素治疗时,如在同一区域内注射,必须与上一次注射部

位间隔： （　　）

 A. 1 cm   B. 5 cm   C. 10 cm   D. 15 cm

172. 使用中的胰岛素在常温下可使用的时间为： （　　）

 A. 20 天   B. 28 天   C. 60 天   D. 90 天

173. 胰岛素注射应选择的部位为： （　　）

 A. 上臂外侧   B. 臀部外上侧,腹部

 C. 大腿前侧   D. 以上都是

174. 使用中的胰岛素最适宜的保存温度是： （　　）

 A. 不超过 4 ℃   B. 不超过 18 ℃

 C. 不超过 28 ℃   D. 不超过 35 ℃

三、简答题

1. 简述 DKA 的治疗原则及护理措施。
2. 简述糖尿病足的 Wagner 分级及护理措施。
3. 简述低血糖的临床表现。
4. 简述 α-糖苷酶抑制剂使用注意事项。
5. 简述糖尿病医学营养治疗目标。
6. 简述口服葡萄糖耐量试验的实验方法。

四、案例分析题

【案例 1】

患者,女性,77 岁,身高 154 cm,体重 65 kg,腰围 95 cm,臀围 103 cm,血压 140/70 mmHg。诊断 2 型糖尿病 15 年,既往有高血压及冠心病史。近日指血糖监测情况:空腹 8.8~9.4 mmol/L,餐后 2 小时 11.7~19.4 mmol/L,无低血糖反应。HbA1c:7.4%。生化指标:TC:4.18 mmol/L,LDL:2.26 mmol/L,SCR:57.8 μmol/L,AST、ALT 及 GGT 正常范围内。目前降糖方案:甘精胰岛素注射液 22 U 皮下注射,拜糖平 50 mg 早晚各 1 片。在评估胰岛素注射技术时发现,右腹部可触及硬结,该区注射点分布密集。平日饮食、运动控制尚可。

1. 该患者血糖控制的合适目标值应为： （　　）

 A. 空腹血糖<6.1 mmol/L,餐后 2 小时血糖<7.8 mmol/L

 B. 空腹血糖<7.2 mmol/L,餐后 2 小时血糖<10.0 mmol/L

 C. 空腹血糖<8.0 mmol/L,餐后 2 小时血糖<11.0 mmol/L

 D. 空腹血糖<7.0 mmol/L,餐后 2 小时血糖<11.1 mmol/L

2. 该患者糖化血红蛋白合适目标值应为： （　　）

    A. HbA1c<7.0%   B. HbA1c≤7.5%

    C. HbA1c<8.0%   D. HbA1c<9.0%

3. 若要给患者增加一种降糖药物,以下最合适的药物为：   (   )

    A. 瑞易宁(格列吡嗪控释片)   B. 文迪雅(罗格列酮)

    C. 诺和龙(瑞格列奈)   D. 格华止(二甲双胍)

4. 调整用药方案后,除关注是否发生低血糖外,首先应关注： (   )

    A. 空腹血糖   B. 早餐后血糖

    C. 午餐后血糖   D. 晚餐后血糖

5. 胰岛素注射时,为避免重复的组织损伤,每次的注射点都应间隔至少：

                                                     (   )

    A. 0.5 cm   B. 1.0 cm   C. 1.5 cm   D. 2.0 cm

6. 在硬结部位注射胰岛素可能出现   (   )

    A. 血糖不变

    B. 将导致药物吸收率下降,进而导致血糖波动

    C. 血糖降低

    D. 治疗费用增加

7. 应从哪些方面对患者的胰岛素注射技术进行评估?

8. 所选药物为新增药物,糖尿病专科护士的用药指导应该包括哪些内容?

9. 如何轮换胰岛素注射部位?

【案例2】

    患者,男性,53岁,某公司门卫,身高165 cm,体重65 kg,腰围72 cm,臀围83 cm,血压120/80 mmHg。2012年8月新诊断的2型糖尿病患者,已出现糖尿病视网膜病变(增殖期)。既往有高血压史。近日指血糖监测情况:空腹6.1~7.0 mmol/L,餐后2小时8.0~10.0 mmol/L,无低血糖反应。HbA1c：6.7%。生化指标:TC:5.18 mmol/L,LDL:4.26 mmol/L,AST、ALT及GGT正常范围内。目前降糖方案:优泌林70/30早16 U、晚12 U。饮食、运动控制尚可。在评估胰岛素注射技术时,患者诉存在注射时疼痛的情况,对胰岛素如何保存不清楚。

1. 该患者糖化血红蛋白合适目标值应为：   (   )

    A. HbA1c<7.0%   B. HbA1c≤7.5%

    C. HbA1c<8.0%   D. HbA1c<9.0%

2. 该患者低密度胆固醇的控制目标值应为：   (   )

    A. TC<4.5 mmol/L   B. TC<6.0 mmol/L

    C. LDL-C<2.6 mmol/L   D. LDL-C<2.07 mmol/L

3. 优泌林70/30注射时间为：   (   )

    A. 餐时   B. 餐前 30 分钟

    C. 餐后 30 分钟   D. 睡前

4. 若患者血糖升高,需增加胰岛素剂量时,特别需关注的血糖是: （　　）

    A. 空腹血糖,早餐后 2 小时血糖   B. 空腹血糖,午餐后 2 小时血糖

    C. 空腹血糖,晚餐后 2 小时血糖   D. 空腹血糖,晚餐前血糖

5. 该患者血压控制目标值应为: （　　）

    A. <120/80 mmHg   B. <125/75 mmHg

    C. <130/80 mmHg   D. <140/90 mmHg

6. 患者眼科复查的时间为: （　　）

    A. 每 3 个月 1 次   B. 每 6 个月 1 次

    C. 每 9 个月 1 次   D. 每 12 个月 1 次

7. 请为患者计算 1 天摄入所需总热量,以及三餐分配量。制定一份 1 天食谱。

8. 减轻胰岛素注射时疼痛的方法有哪些?

9. 如何正确保存胰岛素?

【案例 3】

    患者,女性,53 岁,家庭主妇,身高 165 cm,体重 65 kg,腰围 72 cm,臀围 83 cm,血压 120/80 mmHg。糖尿病 10 年,既往有高血压史。近 1 个月未进行指血糖监测,今日下午随访时测随机血糖为 16.7 mmol/L,询问原因得知患者今天上午喝过 1 杯速溶咖啡(有咖啡伴侣),后进一步询问得知患者曾因早餐进食较少午餐前出现低血糖,因恐惧再次发生低血糖所以不曾规律注射胰岛素,比如早餐进食较少时就不注射胰岛素。今早未注射胰岛素,加之饮食不当就出现了随机血糖偏高。近期出现低血糖近 3 次,主要是因为进餐量减少的缘故。HbA1c：6.7 %,生化指标：TC：5.18 mmol/L,LDL：4.26 mmol/L,AST、ALT 及 GGT 正常范围内。目前降糖方案：优泌林 70/30 早 16 U,晚 12 U。平日缺乏运动,多数时间在家看电视、打毛衣。胰岛素注射技术正确。

1. 糖尿病低血糖是指血糖浓度小于: （　　）

    A. 2.0 mmol/L   B. 3.9 mmol/L

    C. 2.2 mmol/L   D. 3.5 mmol/L

2. 低血糖的可能诱因有: （　　）

    A. 未按时进食   B. 运动量增加

    C. 酒精摄入   D. 进食过少

3. 低血糖的危害有: （　　）

    A. 导致血糖波动

    B. 引发心、脑血管意外

C. 持续严重低血糖可导致大脑不可逆性损伤

D. 加速胰岛功能衰竭

4. 该患者使用预混胰岛素,目前血糖控制达标,平时应如何进行自我血糖监测?　　　　　　　　　　　　　　　　　　　　（　　）

A. 后每日监测血糖 2～4 次

B. 每周监测 3 天,包含空腹、晚餐前和晚餐后血糖

C. 每周 3 天,配对监测早餐、午餐和晚餐前后的血糖水平

D. 每周测 5～7 点血糖谱

5. 容易发生低血糖的时间包括:　　　　　　　　　　　　（　　）

A. 10:00～11:00　　　　　　　B. 11:00～12:00

C. 16:00～17:00　　　　　　　D. 17:00～18:00

6. 患者每周运动时间至少为:　　　　　　　　　　　　　（　　）

A. 100 分钟　　　　　　　　　B. 150 分钟

C. 200 分钟　　　　　　　　　D. 250 分钟

7. 作为糖尿病专科护士,你建议该患者平日如何进行自我血糖监测?

8. 患者用药依从性不佳,为使患者能按时注射胰岛素,作为糖尿病专科护士,应从哪几个方面对患者进行教育?

【案例 4】

患者,男性,60 岁,糖尿病 10 年,多饮多尿 2 周,呕吐、腹泻 3 天,嗜睡 2 天,有脱水表现。目前降糖方案为:二甲双胍 500 mg tid,拜糖平 50 mg tid,平日不规律服用。既往有高血压及腔梗史。

1. 为行鉴别诊断,以下检查哪项首先进行:　　　　　　　（　　）

A. 头颅 CT　　　　　　　　　B. 脑脊液检查

C. 动脉血气分析　　　　　　　D. 血糖、电解质及肾功能检查

2. 若患者血糖 34.5 mmol/L,血钠 165 mmol/L,尿糖++++,尿酮体+,可诊断为:　　　　　　　　　　　　　　　　　　　　　（　　）

A. 糖尿病酮症酸中毒　　　　　B. 高渗性非酮症性糖尿病昏迷

C. 乳酸酸中毒　　　　　　　　D. 脑血管意外

3. 若患者昏迷加重,应立即给予的治疗为:　　　　　　　（　　）

A. 抗感染治疗

B. 呼吸兴奋剂

C. 生理盐水及小剂量胰岛素治疗

D. 碳酸氢钠静滴

4. 该并发症的重要特征和诊断依据是:　　　　　　　　　（　　）

A. 尿比增高　　　　　　　　　B. 肌酐增高

C. 血浆渗透压显著增高　　　　　D. 酮体增高

5. 如该患者经治疗后意识恢复,血糖迅速降至正常范围,1 小时后又进入昏迷,最可能发生的是:　　　　　　　　　　　　　　（　　）

A. 低血糖昏迷　　　　　　　　　B. 酸中毒昏迷

C. 反应性高血糖症　　　　　　　D. 脑水肿

6. 该并发症的实验室诊断标准包括:　　　　　　　　　　　　　（　　）

A. 血糖≥33. 3 mmol/L

B. 有效血浆渗透压≥320 mOsm/L

C. 血清碳酸氢根≥15 mmol/L

D. 尿糖呈强阳性

7. 该并发症的诱因有哪些?

8. 该并发症的治疗原则有哪些?

9. 该并发症的护理重点有哪些?

【案例 5】

患者,女性,48 岁,某公司经理,身高 160 cm,体重 78 kg,近半年口渴多饮,多尿,伴乏力,今测空腹血糖 6. 9 mmol/L。父亲有糖尿病,既往无高血压、冠心病及脑梗史。患者有烟酒嗜好,日常应酬多,缺乏运动。

1. 应做哪项检查以明确诊断　　　　　　　　　　　　　　　　（　　）

A. OGTT　　　　　　　　　　　B. 重复 1 次空腹血糖

C. 测餐后 2 小时血糖　　　　　　D. 糖化血红蛋白

2. 若患者空腹血糖 7. 9 mmol/L,餐后 2 小时血糖 17. 8 mmol/L,HbA1c:8. 9%,则首选治疗方案为:　　　　　　　　　　　　　　　　（　　）

A. 控制饮食,增加运动,监测血糖

B. 控制饮食,增加运动,口服二甲双胍

C. 控制饮食,增加运动,口服格列美脲

D. 控制饮食,增加运动,胰岛素强化治疗

3. 上题所选治疗方式的好处是:　　　　　　　　　　　　　　　（　　）

A. 降低体重

B. 改善血脂

C. 低血糖发生风险小

D. 显著改善胰岛素抵抗和 β 细胞功能下降

4. 若患者空腹血糖 7. 1 mmol/L,餐后 2 小时血糖 11. 8 mmol/L,HbA1c:6. 9%,则治疗方案首选　　　　　　　　　　　　　　　　　（　　）

A. 控制饮食,增加运动,监测血糖

B. 控制饮食,增加运动,口服二甲双胍

    C. 控制饮食,增加运动,口服格列美脲

    D. 控制饮食,增加运动,胰岛素强化治疗

5. 若 3 个月后,按照题 4 中治疗方法未能使血糖达标,应加用以下哪种药物?   (　　)

    A. 阿卡波糖　　　　B. 二甲双胍　　　　C. 格列美脲　　　　D. 瑞格列奈

6. 应按下列哪项方案制定饮食治疗措施?   (　　)

    A. 按实际体重计算饮食

    B. 按标准体重计算饮食

    C. 按标准体重计算饮食,糖类越少越好

    D. 按标准体重计算饮食,参考实际体重逐步调整

7. 作为糖尿病专科护士,在向该患者解释糖尿病饮食治疗原则时应包括哪些内容?

8. 作为糖尿病专科护士应如何指导患者进行运动?

9. 口服降糖药分哪几类?服用口服降糖药的注意事项有哪些?

【案例 6】

    患者,男性,72 岁,退休在家,身高 170 cm,体重 55 kg,血压 150/90 mmHg。既往有高血压、冠心病史。近日指血糖监测情况:空腹 6.1~7.0 mmol/L,餐后 2 小时 8.0~10.0 mmol/L,无低血糖反应,HbA1c:6.7%,血肌酐为 0.8 mg/dl,尿蛋白 200 mg/d,TC:4.18 mmol/L,LDL:2.26 mmol/L,目前治疗方案:瑞易宁 5 mg qd,拜糖平 50 mg tid。有烟酒嗜好,适当运动,以散步为主。

1. 该患者为糖尿病肾病的临床分期的: (　　)

    A. 肾小球高滤过期　　　　　　　　B. 无临床表现的肾损害期

    C. 早期糖尿病肾病期　　　　　　　　D. 临床糖尿病肾病期

2. 该患者每日应摄入热能标准为: (　　)

    A. 20 kcal/(kg·d)　　　　　　　　B. 25 kcal/(kg·d)

    C. 35 kcal/(kg·d)　　　　　　　　D. 40 kcal/(kg·d)

3. 关于患者目前的用药方案说法最恰当的是: (　　)

    A. 瑞易宁停用,改二甲双胍　　　　B. 瑞易宁停用,改文迪雅

    C. 瑞易宁停用,改诺和龙　　　　　　D. 瑞易宁停用,改胰岛素

4. 患者的蛋白质摄入量为: (　　)

    A. 0.6 g/(kg·d)　　　　　　　　B. 0.7 g/(kg·d)

    C. 0.8 g/(kg·d)　　　　　　　　D. 1.0 g/(kg·d)

5. 该患者首选的降压药为: (　　)

    A. 利尿剂　　　　　　　　　　　　B. 钙离子通道阻滞剂

C. β受体阻滞剂　　　　　　　　　　D. ARB

6. 检测尿液微量白蛋白最简单的方法为：　　　　　　　　（　　）

　　A. 尿常规　　　　　　　　　　B. 尿中白蛋白与肌酐的比值

　　C. 24 小时尿　　　　　　　　　D. 尿沉渣

7. 糖尿病肾病的临床分期及各期尿蛋白的特点是什么？

8. 该患者每日蛋白质的摄入量应为多少？作为糖尿病专科护士,应如何针对性地指导该患者做到低优质蛋白饮食？

9. 作为糖尿病专科护士,对该患者进行糖尿病肾病方面健康教育时应包括哪些内容？

【案例 7】

　　患者,女性,71 岁,糖尿病病史 14 年,中学退休教师。身高 150 cm,体重 58 kg,腰围 93 cm,臀围 100 cm,血压:150/80 mg。近日指血糖监测情况:空腹 7.2～8.0 mmol/L,餐后 2 小时 8.0～12.0 mmol/L,无低血糖反应,HbA1c:6.5%,TC:6.18 mmol/L,LDL:4.26 mmol/L,肝肾功能正常。既往有高血压、冠心病及冠脉支架置入术后史,无烟酒不良嗜好。目前的降糖治疗方案为:拜糖平 50 mg tid,二甲双胍 0.25 tid,甘精胰岛素 14 u qd。经询问发现,十几年来,患者日常作息时间如下:07:30:早餐,以吃杂粮糊与煎饼为主;08:30～09:30:睡觉;09:30～11:30:打电脑游戏、织毛衣;11:30:午餐;12:30～13:30 午睡;13:30～17:30:打电脑游戏、织毛衣;17:30:晚餐;19:00～04:00:打电脑游戏,织毛衣,加食花生、瓜子等零食。04:00～07:00:睡觉。平日运动较少,大多数时间待在家里。

1. 该患者首选的降压药为：　　　　　　　　　　　　　　（　　）

　　A. 利尿剂　　　　　　　　　　B. 钙离子通道阻滞剂

　　C. β受体阻滞剂　　　　　　　　D. ACEI

2. 该患者低密度胆固醇的控制目标值应为：　　　　　　　（　　）

　　A. TC<4.5 mmol/L　　　　　　　B. TC<6.0 mmol/L

　　C. LDL-C<1.8 mmol/L　　　　　　D. TC<2.07 mmol/L

3. 患者服用降脂药一个月后,应复查的项目包括：　　　　（　　）

　　A. 肝功能　　　　B. 肾功能　　　　C. 血脂　　　　D. 肌酸激酶

4. 患者指血糖监测结果与糖化血红蛋白结果不符,考虑可能的原因有：

　　　　　　　　　　　　　　　　　　　　　　　　　　　（　　）

　　A. 血糖仪代码与试纸代码不一致

　　B. 患者贫血

　　C. 电池电力不足

　　D. 血糖仪不清洁

5. 建议患者每周活动时间至少为： （ ）

    A. 100 分钟   B. 150 分钟   C. 200 分钟   D. 250 分钟

6. 该患者正在使用二甲双胍,出现以下哪种情况需停止使用二甲双胍？ （ ）

    A. 肾小球过滤率<30 ml/(min・1.73 m^2)

    B. 肾小球过滤率<60 ml/(min・1.73 m^2)

    C. 肾小球过滤率<90 ml/(min・1.73 m^2)

    D. 肾小球过滤率<120 ml/(min・1.73 m^2)

7. 影响血糖测量结果的因素有哪些？

8. 该患者在饮食上存在什么问题？应做如何指导？

9. 该患者的生活作息时间合理吗？有什么好的建议帮助患者调整其作息时间？在评估该患者血糖时候应注意什么问题？

【案例 8】

    患者,女性,67 岁,诊断 2 型糖尿病 15 年,既往有高血压及冠心病史。身高 152 cm,体重 65 kg,腰围 95 cm,臀围 103 cm,血压 140/70 mmHg。近日指血糖监测:空腹 8.8～9.4 mmol/L,餐后 2 小时 11.7～19.4 mmol/L,无低血糖反应。HbA1c 7.4％。血肌酐 57.8 μmol/L,肝功能为正常范围内。患者自诉平日能够进行饮食管理和运动锻炼。原降糖方案为皮下注射甘精胰岛素 22 u qd,拜糖平 50 mg bid;新增了二甲双胍 500 mg bid。患者右腹部注射点密集,可触及硬结。

1. 该患者使用的甘精胰岛素属于哪一类胰岛素？ （ ）

    A. 常规(短效)胰岛素   B. 中效胰岛素

    C. 长效胰岛素类似物   D. 预混胰岛素

2. 胰岛素注射时,为避免组织损伤,两次的注射点应至少间隔： （ ）

    A. 0.5 cm   B. 1.0 cm   C. 1.5 cm   D. 2.0 cm

3. 在硬结部位注射胰岛素可能出现： （ ）

    A. 血糖升高

    B. 血糖平稳

    C. 将导致药物吸收率下降,吸收时间延长,进而导致血糖波动

    D. 血糖降低

4. 该患者血糖控制的合适目标值应为： （ ）

    A. 空腹血糖<6.1 mmol/L,餐后 2 小时血糖<7.8 mmol/L

    B. 空腹血糖<7.0 mmol/L,餐后 2 小时血糖<10.0 mmol/L

    C. 空腹血糖<8.0 mmol/L,餐后 2 小时血糖<11.0 mmol/L

    D. 空腹血糖<7.0 mmol/L,餐后 2 小时血糖<11.1 mmol/L

5. 该患者所用口服药的作用机制、服用方法及可能的不良反应有哪些？

6. 患者右腹部可触及硬结是什么原因？如何进行评估和指导？

7. 如果该患者出现低血糖，饮用普通的含糖饮料能否快速纠正低血糖？

8. 该患者还存在什么问题，您会给出什么建议？

【案例9】

患者，女性，52岁，患糖尿病、高血压10余年。体温36.5 ℃、心率78次/分、呼吸21次/分、血压210/100 mmHg。长期由家属注射胰岛素和口服硝苯地平治疗，饮食自控能力差，既往因饥饿发生人事不知的情况，口服糖水后可缓解。经常发生头痛头昏，全身不适，多次住院治疗。并逐渐发生视物模糊，夜尿增多现象。平时血压和血糖控制不理想。7月4日中午进少量食物后午休，至下午4时口吐泡沫，躁动不安，急诊入院。立即静脉注射50%葡萄糖40 ml，5分钟后患者清醒，醒后不知发生经过。

1. 糖尿病患者低血糖的诊断标准为血糖浓度低于： （ ）

    A. 2.8 mmol/L   B. 3.5 mmol/L

    C. 3.9 mmol/L   D. 4.2 mmol/L

2. 下列哪项不符合低血糖的症状或表现： （ ）

    A. 手抖   B. 心悸   C. 饥饿感   D. 小便频繁

3. 应用胰岛素治疗的糖尿病患者，最常发生的不良反应是： （ ）

    A. 低血糖反应   B. 过敏反应

    C. 肠道反应   D. 注射部位脂肪萎陷

4. 糖尿病患者发生低血糖的危害有哪些？

5. 低血糖临床表现有哪些？

6. 假设患者仅出现心慌、手抖、出冷汗等不适症状时应如何处理？

7. 鉴于该患者7月4日出现的状况，饮用普通的含糖饮料能否快速纠正低血糖？

【案例10】

患者，女性，53岁，患糖尿病10年。3天前误用刀割伤手指，当时给予清洁、消毒处理。入院前一天伤口处发生感染，出现流脓，下午4时出现恶心、呕吐，并伴有头痛、烦躁、呼吸深快有烂苹果味急诊入院。查体：体温36.8 ℃，心率100次/分，呼吸25次/分，血压120/80 mmHg，身高160 cm，体重60 kg。BMI：23.4 kg/m²，实验室检查：血糖：27.8 mmol/L，血钾：3.3 mmol/L，动脉血气分析显示代谢性酸中毒，pH：7.32，诊断为2型糖尿病合并酮症酸中毒，经过积极补液扩容、胰岛素控制血糖、纠正电解质紊乱、抗感染、抗凝、保护心肌等抢救治疗后，病情明显好转，72小时以后，酮症抢救成功，病情稳定。

1. 该患者发生糖尿病酮症酸中毒的诱因是： （   ）

    A. 胰岛素剂量不足或中断   B. 感染

    C. 饮食失控   D. 血糖未监测

2. 该患者使用胰岛素治疗时,初始的速度宜为多少？ （   ）

    A. 2～4 μ/h   B. 3～5 μ/h   C. 4～6 μ/h   D. 6～8 μ/h

3. 糖尿病酮症酸中毒出现严重脱水、尿量减少、皮肤干燥无弹性、眼球下陷
等,脱水超过体重的多少时则出现循环衰竭？ （   ）

    A. 30%   B. 25%   C. 15%   D. 10%

4. 该患者初始补充生理盐水,当血糖下降到多少时改用 5% 葡萄糖加胰岛素
继续输注？ （   ）

    A. 13.9 mmol/L   B. 10 mmol/L

    C. 16.7 mmol/L   D. 5.6 mmol/L

5. 酮症酸中毒的诱因是什么？该病的临床特点是什么？

6. 简述该患者的护理要点。

7. 患者治疗过程中可能出现哪些并发症？

8. 对于该患者,如何预防酮症酸中毒再次发生？

【案例 11】

患者,女性,70 岁,退休,2 型糖尿病病史 15 年,既往有冠心病史。近日左眼
视力下降,经检查患者左眼白内障(已成熟),医生决定给患者手术。但近日患
者血糖偏高:空腹 9.0～10.0 mmol/L,餐后 2 小时 13.0～18.0 mmol/L。
HbA1c:10.0%。生化指标:TC:5.1 mmol/L,LDL:3.26 mmol/L。目前降糖
方案:胰岛素泵治疗。

1. 该患者术前血糖的控制目标值应为： （   ）

    A. 空腹血糖<6.1 mmol/L,餐后 2 小时血糖<7.8 mmol/L

    B. 空腹血糖 4.4～6.0 mmol/L,餐后 2 小时血糖 6.0～8.0 mmol/L

    C. 空腹血糖<8.0 mmol/L,餐后 2 小时血糖<11.0 mmol/L

    D. 空腹血糖<7.0 mmol/L,餐后 2 小时血糖<11.1 mmol/L

2. 该患者术中血糖的目标值应为： （   ）

    A. 血糖<6.1 mmol/L   B. 血糖<10.0 mmol/L

    C. 血糖 5～11.0 mmol/L   D. 血糖<7.0 mmol/L

3. 该患者术后血糖的控制目标值应为： （   ）

    A. 空腹血糖<6.1 mmol/L,餐后 2 小时血糖<7.8 mmol/L

    B. 空腹血糖 4.4～6.0 mmol/L,餐后 2 小时血糖 6.0～8.0 mmol/L

    C. 空腹血糖<8.0 mmol/L,餐后 2 小时血糖<11.0 mmol/L

    D. 空腹血糖<7.0 mmol/L,餐后 2 小时血糖<11.1 mmol/L

4. 该患者低密度脂蛋白的控制目标值应为: ( )

    A. TC<4.5 mmol/L   B. TC<6.0 mmol/L

    C. LDL-C<2.6 mmol/L   D. LDL-C<1.8 mmol/L

5. 对于择期手术的糖尿病患者,术前应做哪些评估?血糖应控制在多少?

6. 患者使用胰岛素泵,护士应如何护理?

7. 上午10:30患者突然出现情绪激动、骂人、乱扔东西,请问该患者病情发生什么变化?应如何判断?如何处理?

8. 患者术中输注何种液体,既可以平稳血糖又可以防止低血糖?

参 考 答 案

一、填空题

1. 糖尿病酮症酸中毒 高渗高血糖综合征 糖尿病乳酸酸中毒 低血糖症 2. 高血糖 高血酮 代谢性酸中毒 3. 丙酮 乙酰乙酸 β-羟丁酸 4. 血糖≤3.9 mmol/L 血糖≤2.8 mmol/L 5. 正相关 8~12 6. 胰岛素抗体 7. 糖尿病教育 饮食治疗 运动锻炼 药物治疗 自我监测 心理治疗,降糖 降压 调脂 8. 胃排空延缓 胃动力障碍 9. 餐前半小时 低血糖 10. 胃肠道反应 肾功能不全 48小时 11. 水肿 体重增加 12. 与第一口淀粉类食物同时嚼服 葡萄糖 13. 速效胰岛素类似物 短效胰岛素 中效胰岛素 长效胰岛素 预混胰岛素 14. 先快后慢 先盐后糖 15. 40 ml 5.2 mmol/L 16. 腹部 上臂 大腿 臀部 17. 0.9~1.3 18. <130/80 mmHg 19. 抑制尿液中葡萄糖的重吸收 生殖泌尿道感染 20. 0.8 g/kg 适当增加

二、单选题

1. D   2. C   3. D   4. A   5. A   6. D   7. C   8. D   9. B

10. A   11. C   12. D   13. A   14. D   15. C   16. A   17. D   18. C

19. B   20. C   21. D   22. B   23. C   24. D   25. C   26. B   27. C

28. A   29. C   30. B   31. D   32. B   33. C   34. A   35. B   36. D

37. C   38. A   39. D   40. C   41. D   42. A   43. B   44. D   45. B

46. D   47. A   48. C   49. B   50. C   51. A   52. B   53. C   54. D

55. C   56. D   57. C   58. D   59. C   60. A   61. C   62. C   63. D

64. B   65. B   66. C   67. D   68. D   69. A   70. B   71. C   72. B

73. D   74. C   75. D   76. A   77. D   78. B   79. C   80. B   81. A

82. C   83. B   84. A   85. D   86. B   87. A   88. C   89. B   90. D

91. B **92.** B **93.** B **94.** C **95.** B **96.** B **97.** A **98.** B **99.** C
100. A **101.** B **102.** D **103.** B **104.** D **105.** B **106.** D **107.** A
108. B **109.** C **110.** D **111.** C **112.** B **113.** A **114.** D **115.** B
116. A **117.** D **118.** B **119.** C **120.** A **121.** C **122.** B **123.** D
124. A **125.** B **126.** C **127.** A **128.** C **129.** B **130.** A **131.** B
132. C **133.** D **134.** A **135.** B **136.** C **137.** D **138.** B **139.** D
140. B **141.** B **142.** C **143.** D **144.** A **145.** C **146.** B **147.** D
148. C **149.** A **150.** B **151.** C **152.** B **153.** C **154.** A **155.** D
156. A **157.** D **158.** C **159.** A **160.** C **161.** A **162.** C **163.** C
164. C **165.** A **166.** D **167.** B **168.** C **169.** B **170.** B **171.** A
172. B **173.** D **174.** C

三、简答题

1. 治疗原则:① 补液、② 胰岛素静脉滴注、③ 纠正电解质紊乱和酸中毒、④ 去除诱因和治疗并发症。

护理措施:(1)病情监测:① 严密观察和记录病人的生命体征、神志、24小时液体出入量等的变化。② 遵医嘱定时床边检测血糖的变化,及时准确地做好各种检验标本的采集和送检。(2)急救配合与护理:① 立即开放两条静脉通路,准确执行医嘱,确保液体和胰岛素的输入。② 病人绝对卧床休息,注意保暖,给予低流量持续吸氧。③ 加强生活护理,应特别注意皮肤、口腔护理,预防肺部、泌尿系感染及压疮。④ 禁食,待神志清醒后改为糖尿病饮食。

2. (1)Wagner 分级:0 级:有发生足部溃疡的危险因素,目前无溃疡。1 级:表面溃疡,临床无感染。2 级:有较深的溃疡,常有软组织炎,无脓肿或骨的感染。3 级:深度感染,伴有骨组织病变或脓肿。4 级:为局限性坏疽。5 级:为全足坏疽。

(2)护理措施:① 评估病人有无足溃疡的危险因素。② 足部的观察与检查:每天检查足部皮肤、感觉及足背脉搏搏动情况,定期做足部感觉测试了解足部感觉功能。③ 保持足部清洁,避免感染。④ 指导和协助病人采用多种方法促进肢体血液循环。⑤ 积极控制血糖,说服病人戒烟。

3. (1)交感神经过度兴奋表现:饥饿、乏力、出汗、焦虑、心悸、心动过速、面色苍白、肢体震颤、恶心、呕吐等。

(2)脑功能障碍的表现(神经低血糖症状):早期为精神不集中、思维和语言迟钝、头晕、嗜睡、视物不清、步态不稳,可有幻觉、躁动、易怒、行为怪癖等精神症状;晚期出现皮层下抑制时可出现骚动不安,甚至强直性惊厥、锥体束征阳性;波及延脑时进入昏迷状态,各种反应消失;如果低血糖持续得不到纠正,常不易逆转甚至死亡。

4. ① 适用以碳水化合物为主的饮食结构(>50%)的患者,对于蛋白质为主的饮食结构效果欠佳。② 进餐开始时与饭嚼碎同服,不进食不服药。③ 从小剂量开始,逐步增加,以减少胃肠道反应。④ 单用不引起低血糖,与磺脲类、胰岛素合用时易发生低血糖,只能用葡萄糖口服或静脉注射来纠正低血糖,口服其它糖类或淀粉无效。⑤ 主要副作用为消化道反应。

5. ① 维持健康体重:超重/肥胖患者减重的目标是3～6个月减轻体重的5%～10%,消瘦者应通过合理的营养计划达到并长期维持理想的体重。② 供给营养均衡的膳食,满足患者对微量营养素的需求。③ 达到并维持理想的血糖水平,降低HbA1c水平。④ 减少心血管疾病的危险因素,包括控制血脂异常和高血压。⑤ 控制糖的摄入,不喝含糖饮料。

6. ① 晨7～9时开始,受试者空腹(8～10 h)后口服溶于300 ml水内的无水葡萄糖粉75 g,如用1分子水葡萄糖则为82.5 g,儿童则予每公斤体重1.75 g,总量不超过75 g,糖水在5分钟之内服完。② 从服糖第一口开始计时,于服糖前和服糖后2小时分别在前臂采血。③ 试验过程中,受试者不喝茶及咖啡,不吸烟,不做剧烈运动,但也无须绝对卧床。④ 血标本应尽早送检。⑤ 试验前3天内,每日碳水化合物摄入量不少于150 g。⑥ 实验前停用可能影响OGTT的药物如避孕药、利尿剂或苯妥英钠等3～7天。

四、案例分析题

【案例1】

1. C **2.** B **3.** D **4.** A **5.** B **6.** B

7. 注射部位的选择、注射部位的轮换、捏皮的手法、注射的角度、注射完毕后针头的留置时间、注射器材的规范废弃、针头是否复用。

8. (1) 加药原因:血糖控制不佳。

(2) 二甲双胍的好处:有利降低餐后及空腹血糖;增加胰岛素敏感性,与胰岛素联用可减少胰岛素用量,使血糖水平更稳定;对抗与胰岛素增加有关的体重增加;低血糖发生风险小。

(3) 服药方法:可以在餐前、餐中、餐后服用,餐后服用可减少胃肠道反应。

(4) 常见的不良反应:胃肠道不适,如腹泻、腹痛、便秘、腹胀。但随着服药时间的延长,胃肠道不适症状会逐渐减轻。

(5) 血糖监测点:空腹及三餐后。

9. 胰岛素注射部位的轮换包括不同注射部位之间的轮换和同一注射部位内的轮换。注射部位不同,其胰岛素吸收速率不同。因此,为了准确预测每次注射胰岛素后的药效,必须严格遵守"每天同一时间,注射同一部位""每天不同时间,注射不同部位"或"左右轮换"。一旦发现注射部位有疼痛、凹陷、硬结的现象出现,应立即停止在该部位注射,直到症状消失。

【案例2】

1. A **2.** C **3.** B **4.** D **5.** C **6.** A

7. 根据患者情况算出患者每日所需总热量为:$60 \text{ kg} \times 30 \text{ kcal/kg} = 1800 \text{ kcal}$,三餐分配按 $1/5$、$2/5$、$2/5$ 分配。

举例(不是唯一答案)

早餐:牛奶(240 ml)、鸡蛋 1 个、馒头(60 g)。

中餐:米饭(120 g)、红烧带鱼(带鱼 80 g)、豆丝芹菜(豆腐丝 25 g、芹菜 200 g)。

晚餐:米饭(100 g)、肉末烧豆腐(肉馅 80 g、小豆腐 80 g)、小白菜汤(白菜 200 g)。

8. (1) 室温保存正在使用的胰岛素。

(2) 如果使用酒精对注射部位进行消毒,应于酒精彻底挥发后进行注射。

(3) 避免在体毛根部注射。

(4) 选用直径较小、长度较短的针头。

(5) 每次注射使用新针头。

9. 胰岛素是一种精细的蛋白质分子,其稳定性易受各种因素,如温度、光照情况和振动等的影响。因此,必须时刻关注可能缩短胰岛素有效期或者降低药效的各种因素。保存胰岛素时,应避免极端的温度条件。未开封的胰岛素(包括瓶装胰岛素、胰岛素笔芯和胰岛素特充注射笔)应储藏在 $2\sim8$ ℃ 的环境中,避免冷冻和阳光直射,防止反复震荡。已开封的胰岛素可室温保存 28 天。

【案例3】

1. B **2.** ABCD **3.** ABCD **4.** B **5.** BD **6.** B

7. 对于每日两次预混胰岛素治疗患者的 SMBG 方案:使用预混胰岛素者在血糖达标前每周监测 3 天,空腹血糖和 3 次晚餐前血糖,每两周复诊 1 次,复诊前 1 天加测 5 个时间点血糖谱;在血糖达标后每周监测 3 次血糖,即空腹、晚餐前和晚餐后,每月复诊 1 次,复诊前 1 天加测 5 个时间点血糖谱。

8. (1) 告知患者若早餐进食过少则可在两餐间加餐,从而预防低血糖的发生,消除患者对低血糖的恐惧,减少胰岛素漏打情况的可能。

(2) 帮助患者分析近日随机血糖偏高的主要原因是漏打胰岛素。解释预混胰岛素成分的作用时间。如果早晨不注射胰岛素会使白天一天的血糖都升高。

【案例4】

1. D **2.** B **3.** C **4.** C **5.** D **6.** ABCD

7. (1) 应激：如感染、外伤、手术、心脑血管疾病等。

(2) 脱水：如胃肠道疾病所致呕吐、腹泻及大面积烧伤等，导致患者入量不足或失水过多。

(3) 高糖摄入：服用大量的高糖饮料，血糖不明情况时大量输入葡萄糖液等。

(4) 药物：大量服用噻嗪类利尿剂。

8. 主要包括：积极补液，纠正脱水；小剂量胰岛素静脉输注控制血糖，纠正水、电解质和酸碱失衡以及去除诱因和治疗并发症。

9. (1) 生命体征观察：应密切观察神志、瞳孔、体温、脉搏、呼吸、血压变化。

(2) 尿量和皮肤的观察，脱水是此病的主要表现，患者由于脱水尿量减少、色深，甚至短期内无尿，皮肤由于干燥缺乏弹性，因此要准确记录尿量为每小时补液量提供可靠依据。

(3) 补液速度和量的护理：要快速建立双静脉通路，一条通路小剂量胰岛素输注，另一条通路快速补液，根据患者的年龄、心血管情况、血压、血糖、电解质、血浆渗透压、尿量随时调整补液速度和量。

(4) 做好基础护理，防止并发症的发生。

【案例5】

1. A **2.** D **3.** D **4.** A **5.** B **6.** D

7. (1) 合理控制总热能，热能摄入以达到或维持理想体重为宜。

(2) 平衡膳食，选择多样化、营养合理的食物。

(3) 限制脂肪摄入量，适量选择优质蛋白质。

(4) 放宽对主食类食物的限制，碳水化合物的供给量占总热能的45%～60%。

(5) 无机盐、维生素、膳食纤维要合理充足。

(6) 餐次安排要合理。

8. (1) 运动种类：宜选择中等强度的有氧运动，每周至少3次，可选择慢跑、游泳等。

(2) 运动时间：餐后1～1.5小时进行。

(3) 运动持续时间：每次30～45分钟，运动前后各做5～10分钟热身及放松运动。

(4) 当空腹血糖高于16.7 mmol/L时，有急性并发症以及严重心、肾、眼部并发症时不宜运动。

(5) 运动中给予充足的饮水,避免出汗过多引起脱水。

(6) 运动时随身携带糖尿病急救卡,以备急需。

9. 口服降糖药分类:磺脲类胰岛素促泌剂;双胍类口服降糖药;α葡萄糖苷酶抑制剂;噻唑烷二酮类;非磺脲类胰岛素促泌剂;DPP-4抑制剂,SGLT-2抑制剂。

【案例6】

1. C **2.** C **3.** D **4.** C **5.** D **6.** B

7. 肾小球高滤过期,尿蛋白正常;无临床表现的肾损害期,尿蛋白 <30 mg/d;早期糖尿病肾病期,尿蛋白 30~300 mg/d;临床糖尿病肾病期,尿蛋白>300 mg/d;肾衰竭期,大量蛋白尿。

8. (1) 每日蛋白质摄入量=理想体重×(每公斤体重/日摄入量)=65 kg ×0.8 g/(kg·d)=52 g/d

(2) 告知患者每日如何选择蛋白质:

患者每日的优质蛋白摄入量应为:52 g/d×50%=26 g/d,根据患者平日饮食习惯给出适当建议,向患者分发各种食物蛋白质含量的宣传册,并教会患者或其家属如何运用该宣传册选择合适的蛋白质。举例如下:

1个鸡蛋(50 g):含6.4 g蛋白质。

1杯牛奶(250 ml):含6.75 g蛋白质。

2两虾(100 g):含12.8 g蛋白质。

1斤蔬菜(500 g):5 g蛋白质,如大白菜、西红柿、黄瓜、冬瓜。

6两米饭(300 g):24 g蛋白质。

9. (1) 改变生活方式:糖尿病饮食及戒烟酒;

(2) 低优质蛋白饮食;

(3) 控制血糖:空腹血糖<6.1 mmol/L,餐后血糖<8.0 mmol/L,HbAlc< 6.5%;

(4) 控制血压:应控制在 130/80 mmHg 以下;

(5) 控制血脂:TC<4.5 mmol/L,LDL-C<2.6mmol/L;

(6) 避免用损害肾脏的药物:口服磺脲类(除格列喹酮)和双胍类药物禁用,格列奈类和噻唑烷二酮类在轻、中度肾功能不全时仍可应用。α-糖苷酶抑制剂仅2%吸收入血,其余均从肠道排除,故肾功能不全时仍可应用。胰岛素用量通过密切监测血糖来调节。

【案例7】

1. D **2.** C **3.** ACD **4.** ABCD **5.** B **6.** A

7. 影响血糖监测结果的因素:血糖仪代码与试纸代码不一致;试纸过期;操作方法不当;采血方法不当;血糖仪不清洁;长时间不进行血糖仪校正;电

池电力不足;药物影响,如水杨酸类制剂、维生素 C;其他影响因素:血液中红细胞压积、甘油三酯浓度、低血压、缺氧状态、吸氧等。

8. 患者主食、肉蛋类、乳类适当,但零食吃得较多。建议:在无低血糖的情况下尽量不吃零食。如果暂时改不掉吃零食的习惯,则推荐用低糖水果(如柚子)代替花生、瓜子等高热量零食。因为夜间活动时间较长,早餐主食超量,建议可将早餐中的杂粮糊作为夜间加餐,代替水果或者瓜子、花生及核桃等高热量零食。

9. 患者作息时间长期不合理,已经形成习惯,短时间调整有一定难度。患者夜间活动时间长,平日又缺乏运动,可鼓励患者日间可于 09:30～11:30 及 13:30～17:30 这两个时间段出去散步 30 分钟,一方面可增加运动量,一方面可以增加患者夜间休息的时间,循序渐进,增加运动量。因为患者的作息时间不合理,所以评估患者血糖时应问清楚患者进食及测血糖的时间,如由于患者夜间有加餐习惯,那么早餐前的血糖就不是空腹血糖了,要区别对待,联系患者的生活作息时间。

【案例 8】

1. C **2.** B **3.** C **4.** B

5. 作用机制:拜糖平是通过抑制碳水化合物在小肠上部的吸收而降低餐后血糖。二甲双胍是通过减少肝脏葡萄糖的输出和改善外周胰岛素抵抗而降低血糖。服药方法:拜糖平随第一口饭一同嚼服,二甲双胍餐后服用可减少胃肠道反应。不良反应:二甲双胍可见胃肠道不适,如腹泻、腹痛、便秘、腹胀。拜糖平可见腹胀、排气多。

6. (1)注射方法不规范可能产生皮下硬结。

(2)患者每次就诊时,医护人员应对其注射部位进行检查。有些病变不易被肉眼观察到,因此临床诊断时须视诊和触诊并用。

(3)预防和治疗皮下脂肪增生的策略包括:使用纯度高的人胰岛素制剂,每次注射时规范检查注射部位,轮换注射部位,不重复使用针头。

7. (1)不能。

(2)拜糖平会抑制碳水化合物在小肠上部的吸收;(3)需要直接服用葡萄糖

8. (1)患者 $BMI=28.1~kg/m^2$,属于肥胖,需要减重。有必要对饮食与运动进行重新评估。

(2)由于患者有冠心病、高血压、糖尿病,为减少心血管事件发生,应该关注血糖、血压、血脂等指标的共同达标。

【案例 9】

1. C **2.** D **3.** A

4. 引起记忆力减退、反应迟钝、痴呆,严重者昏迷,甚至危及生命。可诱发脑血管意外、心律失常及心肌梗死。一过性低血糖反应引起血糖波动,增加了治疗的难度。反复发生低血糖会动摇患者对治疗的信心。

5. 交感神经兴奋的表现包括心慌、出汗、饥饿、无力、手抖、视力模糊、面色苍白等。中枢神经系统症状包括头痛、头晕、定向力下降、吐词不清、精神失常、意识障碍,直至昏迷。部分患者在多次低血糖症发作后会出现无警觉性低血糖症,患者无心慌出汗、视力模糊、饥饿、无力等先兆,直接进入昏迷状态。持续时间长(一般认为>6 小时)且症状严重的低血糖可导致中枢神经系统损害,甚至不可逆转。

6. 立即监测血糖,判断是否为低血糖(血糖≤3.9 mmol/L)。确诊后指导进食 15 g 碳水化合物。15 分钟后复测血糖,观察症状是否缓解、低血糖是否纠正。如果不缓解重复以上措施。

7.(1)该患者出现低血糖中枢神经症状,不能依靠饮用普通的含糖饮料快速纠正低血糖。

(2)应立刻静脉注射葡萄糖,对大多数病人用 50%葡萄糖 20~60 ml 足以矫正低血糖,通常低血糖病人 5~10 分钟内可以醒转。随后根据病情酌情给予 5%GS 维持治疗,直至低血糖纠正。

【案例 10】

1. B **2.** C **3.** C **4.** A

5.(1)诱因:胰岛素剂量不足或中断;各种感染;食用过多高糖、高脂肪食物;严重呕吐、腹泻、厌食、高热等;精神创伤、过度劳累;外伤、手术、麻醉等应激状态;妊娠和分娩。

(2)临床特点:极度烦渴、尿多、极度乏力、恶心、呕吐、食欲低下、深大呼吸,呼气有烂苹果味、精神萎靡或烦躁、嗜睡、昏迷,少数患者表现为全腹不固定疼痛。

6.(1)生命体征的监测,观察神志变化。准确记录 24 小时液体出入量。

(2)各项指标的监测,包括血尿标本。

(3)静脉通路的建立。补液,小剂量胰岛素应用。

(4)防止意外的发生,对于意识障碍者,要加床挡、约束带予以保护,还应避免抓伤、自行拔出各种管道及坠床等意外的发生。

7. 低血钾、低血糖、高氯血症、脑水肿等。

8.(1)提高患者及家属对糖尿病酮症酸中毒的认识。一旦怀疑本病应尽早到医院就诊检查。

(2)遵医嘱使用胰岛素和口服降糖药,不可随意减量、加量甚至停药。

(3)定期监测血糖。在合并应激情况时每日监测血糖。

（4）控制诱发糖尿病酮症的因素。

（5）保持良好的情绪。

【案例 11】

1. B **2.** C **3.** B **4.** D

5. 术前应该对血糖控制以及可能影响手术预后的糖尿病并发症进行全面评估。术前血糖的控制目标值空腹血糖＜7.8 mmol/L，餐后 2 小时血糖＜10.0 mmol/L。

6.（1）每日遵医嘱注射餐前大剂量，嘱患者按时进餐。

（2）严格监测患者血糖，患者有不适时随时监测。

（3）每班检查胰岛素泵的工作状态，保持完好。

（4）保持输注部位清洁、干燥，有污染时应及时更换，导管每 3 天更换。

（5）血糖异常增高，应检查机器性能，排除故障。

（6）妥善安置胰岛素泵，避免贴身放置，防止体温影响胰岛素的稳定性。

7. 该患者可能发生了低血糖，应立即给患者测指血糖。

低血糖处理：立即进食 15 g 葡萄糖，15 分钟复测血糖，如在 3.9 mmol/L 以上，而距离下次进餐时间在 1 小时以上，应该嘱患者再进食 15 g 碳水化合物，如一片面包或 2 块饼干。

8. 术中可输注 5％葡萄糖液 100～125 ml/h，以防止低血糖。通常以葡萄糖-胰岛素-钾联合输入的方法。根据血糖变化及时调整葡萄糖与胰岛素的比例。

第十章　妊娠糖尿病

一、填空题

1. 为减少先天异常的风险,建议糖尿病患者糖化血红蛋白(HbA1c)应控制在_____时再计划妊娠。

2. 所有未被诊断糖尿病的孕妇于孕_____周行一步法 75 g OGTT 筛查。

3. 妊娠期高血糖首选的降糖药物是_____,所有口服药物均缺乏长期安全性的数据。

4. 妊娠期合并高血糖状态包括_____、_____、_____。

5. 中国 2 型糖尿病防治指南(2017 年版)关于妊娠糖尿病(GDM)的诊断标准采用:孕期任何时间行 75g OGTT,空腹血糖范围:_____,OGTT 1 小时血糖范围:_____, OGTT 2 小时血糖范围:_____,上述血糖值之一达标即诊断 GDM。

6. 计划妊娠的糖尿病患者孕前血糖控制目标,建议在不出现低血糖的前提下,餐前血糖控制在_____,餐后血糖在_____。

7. 所有类型的孕期糖尿病血糖控制目标:空腹血糖_____,餐后 1 小时血糖_____,餐后 2 小时血糖_____,分娩时血糖_____。

8. 孕期血糖_____为血糖偏低,需调整治疗方案,血糖_____必须给予即刻处理。

9. 产后 GDM 停用胰岛素,PGDM 和妊娠期显性糖尿病胰岛素剂量至少减少_____。

10. 产后_____周行 75 g OGTT 评估糖代谢状态。GDM 产后 1 年再行 75 g OGTT 评价糖代谢状态。无高危因素者_____年行 OGTT 筛查一次。

二、单选题

1. 糖尿病合并妊娠的概念正确的是: 　　　　　　　　　( )
   A. 在妊娠期首次发生的糖耐量减低或糖尿病
   B. 指在糖尿病诊断之后发生的妊娠
   C. 在妊娠期首次发现的糖耐量减低
   D. 在妊娠期首次发现的糖尿病

2. 妊娠期糖尿病(GDM)的概念正确的是：　　　　　　　　　　（　　）

A. 指在妊娠期首次发现或发生的糖耐量减低

B. 指在糖尿病诊断之后发生的妊娠

C. 所有孕妇都有妊娠期糖尿病

D. 孕妇一旦尿糖升高就诊断妊娠期糖尿病(GDM)

3. 妊娠期高血糖对母体的危害，下列描述中，正确的是：　　　　（　　）

A. 妊娠高血压综合征　　　　　　B. 手术产及产伤增加

C. 感染,酮症酸中毒　　　　　　　D. 以上都是

4. 妊娠期高血糖对胎儿的危害，下列描述中，错误的是：　　　　（　　）

A. 围产期胎儿死亡率增加　　　　B. 感染

C. 巨大儿　　　　　　　　　　　　D. 新生儿畸形

5. 妊娠期高血糖容易引起的新生儿并发症中，下列描述中，正确的是：

（　　）

A. 新生儿低血糖　　　　　　　　B. 新生儿高胆红素血症

C. 新生儿呼吸窘迫综合征　　　　D. 以上都是

6. 在妊娠期,糖尿病患者的血酮较非妊娠期增加多少倍,所以易引起酮症酸

中毒?　　　　　　　　　　　　　　　　　　　　　　　　　　　（　　）

A. 1～2 倍　　　　　　　　　　　B. 2～3 倍

C. 3～4 倍　　　　　　　　　　　D. 4～5 倍

7. 由于胎儿的生长发育需要、妊娠期间呕吐等多种因素容易造成孕妇发生

低血糖,在妊娠几周后发生夜间低血糖的概率有所增加?　　　　（　　）

A. 12 周后　　　　　　　　　　　B. 16 周后

C. 20 周后　　　　　　　　　　　D. 24 周后

8. 妊娠对糖尿病的影响中,下列描述正确的是：　　　　　　　　（　　）

A. 妊娠期间,孕妇的肾糖阈会降低,因此尿糖值不能作为糖尿病诊断及
治疗的指标

B. 由于胎儿的生长发育需要、妊娠期间呕吐等多种因素容易造成孕妇发
生低血糖,在妊娠 20 周后发生夜间低血糖的概率也有所增加

C.由于妊娠期间存在着很多特有的拮抗胰岛素因素,因此在妊娠期间,胰
岛素的用量都会增加

D. 以上都对

9. 以下妊娠妇女中易发生糖尿病的是：　　　　　　　　　　　　（　　）

A. 妊娠期糖尿病史,糖尿病家族史

B. 巨大儿分娩史,以往有不明原因的流产、死胎、胎儿畸形史及羊水过多
史者

C. 年龄大于 33 岁,早孕期空腹尿糖 2 次阳性者

D. 以上都是

10. 无糖尿病病史的孕妇,在妊娠 24～28 周时为了排除妊娠期糖尿病应进行的检查是: （ ）

A. 口服葡萄糖耐量试验   B. 尿糖测试

C. 血糖测试   D. 糖化血红蛋白测试

11. 无糖尿病病史的孕妇,在妊娠几周时应行口服葡萄糖耐量试验以排除妊娠期糖尿病? （ ）

A. 20～22   B. 22～24

C. 24～28   D. 28～32

12. 无糖尿病病史的孕妇行口服葡萄糖耐量试验测定,如何判断糖尿病? （ ）

A. 空腹:$\geqslant 5.1$ mmol/L

B. 服糖后 1 小时:$\geqslant 10.0$ mmol/L;或服糖后 2 小时:$\geqslant 8.5$ mmol/L

C. 1 个以上时间点符合以上标准即可确定诊断

D. 以上都是

13. 妊娠期糖尿病患者,宜采用何种治疗方式治疗? （ ）

A. 饮食调整或用胰岛素治疗   B. 口服降糖药治疗

C. 口服＋胰岛素治疗   D. 饮食控制,不用药物治疗

14. 在妊娠期糖尿病患者管理中,应做好相关指标的监测,以下哪个检查是不需要的? （ ）

A. 血糖,肾功能   B. 血脂、血压

C. 心电图及眼底   D. 脑电图

15. 妊娠期糖尿病患者在孕期空腹血糖的目标应为: （ ）

A. 2.8～4.1 mmol/L   B. 4.1～6.5 mmol/L

C. 3.3～5.3 mmol/L   D. 5.1～7.8 mmol/L

16. 妊娠期糖尿病患者在孕期餐后 1 小时血糖的目标应为: （ ）

A. $\leqslant 6.8$ mmol/L   B. <7.8 mmol/L

C. $\leqslant 8.8$ mmol/L   D. $\leqslant 9.8$ mmol/L

17. 妊娠期糖尿病患者在孕期餐后 2 小时血糖的目标应为: （ ）

A. <6.7 mmol/L   B. $\leqslant 7.7$ mmol/L

C. $\leqslant 8.7$ mmol/L   D. $\leqslant 9.7$ mmol/L

18. 妊娠期糖尿病患者在孕期糖化血红蛋白目标应为: （ ）

A. $<4.0\%$ B. $<5.0\%$

C. $<6.0\%$ D. $<7.0\%$

19. 由于妊娠期妇女的肾糖阈降低,下列检查结果不能作为观察指标的是:　　　　　　　　　　　　　　　　　　　　（　　）

    A. 指血糖测定　　　　　　　　　　　B. 尿糖测定

    C. 静脉血糖测定　　　　　　　　　　D. 糖化血红蛋白测定

20. 妊娠期糖尿病患者,指导患者在饮食控制的基础上坚持自我血糖监测,常规建议每周测定几次血糖并做好记录?　　　　　　　（　　）

    A. 每同至少测定一次全天 4 点(空腹和三餐后 2 小时)血糖

    B. 每个星期测一次

    C. 每两周测四次

    D. 每个月测七次

21. 妊娠期高血压可加重妊娠妇女已有的糖尿病并发症,那血压控制在多少为宜?　　　　　　　　　　　　　　　　　　　　（　　）

    A. 90/60 mmHg 以下　　　　　　　B. 130/80 mmHg 以下

    C. 140/90 mmHg 以下　　　　　　D. 160/80 mmHg 以下

22. 妊娠期糖尿病患者一般整个孕期体重增长控制在多少为宜?　　（　　）

    A. 6～8 kg　　　　　　　　　　　B. 8～10 kg

    C. 10～12 kg　　　　　　　　　　D. 13～15 kg

23. 妊娠期糖尿病患者应每间隔几个月进行肾功能、眼底和血脂的检测?

    　　　　　　　　　　　　　　　　　　　　　　　　　　（　　）

    A. 0.5 个月　　　　　　　　　　　B. 1 个月

    C. 3 个月　　　　　　　　　　　　D. 6 个月

24. 妊娠期糖尿病患者的监测,下列描述错误的是:　　　　　　　（　　）

    A. 由于妊娠期妇女的肾糖阈降低,所以尿糖结果能作为观察指标

    B. 定期产科检查,了解胎儿发育情况

    C. 定期进行体重测量,一般整个孕期体重增长控制在 10～12 kg

    D. 血压监测:妊娠期高血压可加重妊娠妇女已有的糖尿病并发症,应在妊娠期间严格控制血压 130/80 mmHg 以下

25. 妊娠期糖尿病患者的营养治疗原则,下列描述正确的是:　　　（　　）

    A. 保证孕妇和胎儿的能量供应

    B. 同时将血糖控制在正常的范围

    C. 避免饥饿性酮症的发生

    D. 以上都是

26. 妊娠期糖尿病患者在妊娠的前几个月营养素计算方式与正常人一致?

    　　　　　　　　　　　　　　　　　　　　　　　　　　（　　）

    A. 前 2 个月　　　B. 前 4 个月　　　C. 前 6 个月　　　D. 前 8 个月

27. 妊娠期糖尿病患者的营养素摄入,应在妊娠几个月后根据患者体型适当增加能量和蛋白质? （　　）

  A. 妊娠后 1 个月   B. 妊娠后 2 个月

  C. 妊娠后 5 个月   D. 妊娠后 6 个月

28. 妊娠期糖尿病患者碳水化合物摄取量每日应为：（　　）

  A. 不少于 75 g   B. 不少于 175 g

  C. 不少于 275 g   D. 不少于 375 g

29. 妊娠期糖尿病患者碳水化合物摄取量每天过少,最容易造成的并发症是：

（　　）

  A. 酮症   B. 尿糖升高   C. 血糖升高   D. 胃口变差

30. 妊娠期糖尿病患者的饮食,蛋白质在原有摄取量基础上,每日应增加：

（　　）

  A. 5～10 g/d   B. 10～15 g/d

  C. 15～25 g/d   D. 25～35 g/d

31. 妊娠期糖尿病患者的饮食,优质蛋白质至少应占：（　　）

  A. 优质蛋白质至少占 1/2   B. 优质蛋白质至少占 1/3

  C. 优质蛋白质至少占 2/3   D. 优质蛋白质至少占 1/4

32. 妊娠期糖尿病患者的饮食护理方面,下列描述正确的是：（　　）

  A. 妊娠期糖尿病患者在妊娠前 4 个月的营养素与正常人计算方式一致, 后 5 个月应根据患者体型适当增加能量和蛋白质

  B. 指导孕妇少量多餐,全天总热量可以分成 5～6 餐,帮助稳定控制血糖,减少餐后高血糖及餐前低血糖的机会

  C. 碳水化合物摄取量每日不少于 175 g,避免碳水化合物摄入过少造成的酮症;蛋白质则在原有摄取量基础上,增加 15～25 g/d,其中优质蛋白质至少占 1/3

  D. 以上都是

33. 妊娠期糖尿病患者的运动治疗原则,下列描述正确的是：（　　）

  A. 运动能帮助妊娠期糖尿病患者控制体重,改善血糖

  B. 对降低妊娠期基础的胰岛素抵抗起到一定作用

  C. 是综合治疗方案中很重要的一部分

  D. 以上都是

34. 妊娠期糖尿病患者在运动治疗时心率宜控制在：（　　）

  A. 80 次/分左右   B. 100 次/分左右

  C. 140 次/分左右   D. 160 次/分左右

35. 妊娠期糖尿病患者,运动治疗时持续时间一般应控制在：（　　）

    A. 小于 20 分钟　　　　　　　　　B. 小于 30 分钟

    C. 小于 45 分钟　　　　　　　　　D. 小于 60 分钟

36. 妊娠期糖尿病患者,运动治疗时频率建议为:　　　　　　　　　(　)

    A. 建议运动次数为 3～4 次/周

    B. 建议运动次数为 5～6 次/周

    C. 建议运动次数为 6～8 次/周

    D. 建议运动次数为 8～10 次/周

37. 妊娠期糖尿病患者的运动项目,不宜选择:　　　　　　　　　(　)

    A. 散步　　　　　B. 太极拳　　　　　C. 跳舞　　　　　D. 瑜伽

38. 妊娠期糖尿病患者在运动治疗时要做好的监测是:　　　　　　　(　)

    A. 血糖　　　　　B. 心率　　　　　C. 胎动　　　　　D. 以上都是

39. 妊娠期糖尿病患者运动治疗时的护理措施,下列描述错误的是:　(　)

    A. 运动时间一般控制小于 45 分钟,其中可穿插必要的间歇时间,建议餐
后进行运动

    B. 建议运动次数为 3～4 次/周

    C. 运动项目推荐无氧运动,运动时心率控制在 140 次/分左右

    D. 运动时应做好血糖、心率、胎动等监测及记录

40. 妊娠期糖尿病患者运动治疗的禁忌证,下列描述中正确的是:　　(　)

    A. 早产　　　　　　　　　　　　　B. 胎膜早破

    C. 超过 26 周的胎盘前置　　　　　D. 以上都是

41. 妊娠期糖尿病患者在运动治疗时,除下列哪项外需要立即停止即刻就医:

    　　　　　　　　　　　　　　　　　　　　　　　　　　　　(　)

    A. 运动时心率控制在 140 次/分左右

    B. 阴道出血

    C. 胎儿活动减少

    D. 全身水肿

42. 妊娠期糖尿病患者药物治疗,必要时首选:　　　　　　　　　(　)

    A. 口服降糖药　　　　　　　　　　B. 胰岛素治疗

    C. 不用药　　　　　　　　　　　　D. 节食

43. 妊娠期糖尿病患者使用胰岛素治疗时,需要定时做好的健康教育包括:

    　　　　　　　　　　　　　　　　　　　　　　　　　　　　(　)

    A. 血糖监测,避免低血糖的发生

    B. 应告知患者低血糖的相关知识

    C. 胰岛素注射的健康指导

    D. 以上都对

44. 妊娠期糖尿病患者无特殊情况时,建议的生育方式为: （　）

    A. 阴道分娩　　　　B. 剖宫产　　　　C. 流产　　　　D. 避孕

45. 妊娠期糖尿病患者如合并高危因素,建议的生育方式为: （　）

    A. 阴道分娩　　　　B. 剖宫产　　　　C. 流产　　　　D. 避孕

46. 妊娠期糖尿病患者的药物治疗,下列描述正确的是: （　）

    A. 对于妊娠期糖尿病患者,避免使用口服降糖药

    B. 必要时应首选胰岛素治疗,与患者做好胰岛素注射的健康指导

    C. 在使用胰岛素期间,应定时做好血糖监测,避免低血糖的发生,同时也
应告知患者低血糖的相关知识

    D. 以上都是

47. 妊娠期糖尿病患者生产后为明确糖尿病诊断,检查时间应为: （　）

    A. 产后2周　　　B. 产后4周　　　C. 产后6周　　　D. 产后8周

48. 妊娠期糖尿病患者在产后为明确糖尿病诊断,应检查的项目为: （　）

    A. 口服葡萄糖耐量试验　　　　　　B. 测毛糖

    C. 测血糖　　　　　　　　　　　　D. 糖化血红蛋白

49. 绝大多数妊娠期糖尿病患者在分娩后胰岛素用量需调整: （　）

    A. 加大胰岛素剂量　　　　　　　　B. 胰岛素用量减少或停用

    C. 改用降糖药　　　　　　　　　　D. 胰岛素终生使用

50. 妊娠期糖尿病患者,产后应注意的是: （　）

    A. 控制饮食　　　　　　　　　　　B. 避免肥胖

    C. 产后6～12周复查OGTT　　　　D. 以上都是

51. 妊娠期糖尿病的妇女在产后几周应用标准的糖尿病诊断方法来筛查糖尿
病? （　）

    A. 产后6～12周　　　　　　　　　B. 产后12～16周

    C. 产后16～20周　　　　　　　　　D. 产后20～24周

52. 有妊娠期糖尿病病史的妇女应至少几年筛查是否发展为糖尿病或糖尿病
前期? （　）

    A. 1年　　　　　B. 3年　　　　　C. 5年　　　　　D. 7年

三、简答题

1. 妊娠期间的高血糖分为哪几种情况?

2. 孕期糖尿病的短期危害有哪些?

3. 孕期糖尿病的长期危害有哪些?

4. 妊娠期糖尿病(GDM)的概念和诊断标准是什么?

5. 妊娠期显性糖尿病的诊断标准是什么?

6. 孕期高血糖危险人群包括哪些？

7. 如何进行孕期糖尿病的筛查？

8. 孕期糖尿病患者如何进行血糖监测？

9. 孕期糖尿病患者如何进行体重管理？

10. 孕期糖尿病如何进行产后管理？

四、案例分析题

【案例 1】

患者,35 岁,身高 165 cm,孕前体重 64 kg,目前体重 75 kg,因"停经 38 周,发现血糖升高 3 月余"入院。孕 26 周门诊 OGTT 试验:空腹、服糖后 1 小时、服糖后 2 小时血糖分别为 4.9 mmol/L、10.14 mmol/L、9.56 mmol/L,确诊妊娠期糖尿病。孕期餐后血糖控制在 5.8～8.7mmol/L,平日很少运动,自认为运动不能控制血糖。

1. 该孕妇孕前的理想体重为_____kg,体型属于 （ ）

  A. 60 正常   B. 60 超重   C. 55 超重   D. 65 正常

2. 下列关于妊娠期糖尿病的运动疗法,错误的是 （ ）

  A. 选择一种低至中等强度的有氧运动(又称耐力运动)。步行是常用的简单有氧运动

  B. 孕期运动疗法的禁忌证有心脏病、视网膜病变、多胎妊娠、宫颈机能不全、先兆早产或流产、胎儿生长受限、前置胎盘、妊娠期高血压疾病等

  C. 血糖值<3.3 mmol/L 或>13.9 mmol/L 者停止运动

  D. 从吃第一口饭计时 30 分钟后再运动,每次运动时间控制在 30～40 分钟,运动后休息 30 分钟

3. 建议该患者每周运动几次为宜？ （ ）

  A. 建议运动次数 1～2 次/周   B. 建议运动次数 3～4 次/周

  C. 建议运动次数 5～6 次/周   D. 建议运动次数 1 次/天

4. 如果给患者推荐运动项目,以下哪一个项目不宜选择？ （ ）

  A. 散步   B. 太极拳   C. 跳舞   D. 瑜伽

5. 该患者运动过程中,心率多少表明达到了运动强度？（ ）

  A. >150 次/分   B. <100 次/分

  C. 130～140 次/分   D. 心率没有要求,只要能够耐受

6. 妊娠期糖尿病患者运动的好处有哪些？

7. 如何指导患者在运动中预防低血糖发生？

【案例 2】

患者,29 岁,身高 160 cm,孕前体重 54 kg,0-0-0-0,孕 24 周 OGTT 试验:空

腹、服糖后 1 小时、服糖后 2 小时血糖分别为 5.8 mmol/L、11.45 mmol/L、8.25 mmol/L,诊断为妊娠期糖尿病。孕期空腹血糖维持在 5.3～6.2 mmol/L,餐后 2 小时血糖 5.6～8.5 mmol/L,医生告知高血糖对母儿的风险,并建议胰岛素治疗。

1. 经过 3 天饮食、运动治疗,该孕妇血糖仍控制不佳,遵医嘱予三餐前诺和锐,睡前诺和灵 N 治疗。诺和锐、诺和灵 N 分别属于哪种胰岛素?　　(　　)

　　A. 超短效、长效　　　　　　　B. 超短效、中效

　　C. 短效、中效　　　　　　　　D. 短效、长效

2. 关于胰岛素治疗,下列说法错误的是?　　　　　　　　(　　)

　　A. 诺和锐具有最强或最佳的降低餐后血糖的作用,不易发生低血糖,用于控制餐后血糖水平

　　B. 诺和灵 N 特点是起效慢,药效持续时间长,其降低血糖强度弱于短效胰岛素

　　C. 糖尿病孕妇经饮食治疗 3～5 天后,血糖控制仍不佳,或调整饮食后出现饥饿性酮症,增加热量摄入后血糖又超过妊娠期标准者,应及时加用胰岛素治疗

　　D. 经过住院不断调整,胰岛素剂量合适,血糖控制良好后,可以一直维持此剂量直到分娩

3. 该患者管理过程中,错误的是?　　　　　　　　　　　(　　)

　　A. 产后 FPG 反复≥7.0 mmol/L,应视为 PGDM,建议转内分泌专科治疗

　　B. 妊娠期无需胰岛素治疗的 GDM 产妇,产后可恢复正常饮食,但应避免高糖及高脂饮食

　　C. 产后需增加胰岛素的用量,以便更好的控制血糖

　　D. 推荐所有妊娠期糖尿病患者在产后 6～12 周进行随访

4. 简述该患者妊娠过程中机体对胰岛素需求的变化特点。

5. 该患者应如何进行自我血糖监测?

【案例 3】

患者,39 岁,身高 163 cm,孕前体重 54 kg,1-0-1-1,妊娠 24 周 OGTT 试验:空腹、服糖后 1 小时、服糖后 2 小时血糖分别为 7.2 mmol/L、11.45 mmol/L、11.25 mmol/L,诊断糖尿病合并妊娠。通过饮食、运动血糖控制效果不佳,遵医嘱胰岛素治疗,目前治疗方案诺和锐三餐前分别为 6u-8u-8u,睡前诺和灵 N 8u。血糖控制平稳。

1. 糖尿病合并妊娠患者,胰岛素治疗不推荐使用哪一类胰岛素?　(　　)

　　A. 速效胰岛素　　　　　　　　B. 短效胰岛素

C. 中效胰岛素　　　　　　　　　　D. 预混胰岛素

2. 糖尿病合并妊娠患者使用胰岛素治疗时,需要做好哪些方面的健康教育?

（　　）

　　A. 胰岛素注射的注射方法,胰岛素储存

　　B. 血糖监测,避免低血糖的发生

　　C. 告知患者低血糖相关知识

　　D. 以上均正确

3. 绝大多数糖尿病合并妊娠患者在分娩后胰岛素用量如何调整?（　　）

　　A. 加大胰岛素用量　　　　　　　　B. 胰岛素用量减少或停用

　　C. 改用降糖药　　　　　　　　　　D. 胰岛素终生使用

4. 糖尿病合并妊娠患者血糖控制范围是多少?

【案例 4】

　　患者,37 岁,教师,二胎一产,身高 160 cm,孕前体重 60 kg,现体重 71 kg,BP120/75 mmHg;孕 25 周 OGTT 试验:空腹、服糖后 1 小时、服糖后 2 小时血糖分别为:5.11 mmol/L、8.53 mmol/L、7.12 mmol/L,HbA1c 5.2%,诊断为妊娠期糖尿病。无糖尿病家族史。目前孕 28 周,经饮食运动治疗后空腹血糖波动在 5.5～6.1 mmol/L,餐后血糖波动在 5.2～6.2 mmol/L。患者平时一日三餐,经常熬夜,每晚能坚持餐后运动半小时。

1. 该患者空腹血糖控制范围为:　　　　　　　　　　　　　　　（　　）

　　A. 4.4～6.1 mmol/L　　　　　　　B. 3.3～5.1 mmol/L

　　C. 3.3～5.3 mmol/L　　　　　　　D. 4.4～7.0 mmol/L

2. 该患者每日能量摄入需:　　　　　　　　　　　　　　　　（　　）

　　A. 1 850～2 125 kcal　　　　　　B. 1 650～1 925 kcal

　　C. 1 575～1 850 kcal　　　　　　D. 2 125～2 400 kcal

3. 为血糖控制达到理想水平,患者不同餐次能量占比错误的是:（　　）

　　A. 早餐 10%～20%　　　　　　　　B. 午餐 30%

　　C. 晚餐 30%　　　　　　　　　　　D. 加餐 5%～10%

4. 妊娠期糖尿病患者饮食管理的原则?

【案例 5】

　　患者,32 岁,妊娠 24 周诊断为妊娠期糖尿病,经饮食、运动治疗后空腹血糖波动在 4.2～5.1 mmol/L,早餐后 2 小时血糖波动在 6.8～7.8 mmol/L,中餐后 2 小时血糖波动在 6.9～8.6 mmol/L,晚餐后 2 小时血糖波动在 7.6～9.2 mmol/L,遵医嘱三餐前,诺和锐 6u-8u-8u 皮下注射,今日上午突感心慌,大汗淋漓,喝一杯牛奶后缓解,随即来院就诊。

1. 该患者血糖值为多少时可诊断低血糖?　　　　　　　　　　　（　　）

    A. <2.8 mmol/L   B. <3.9 mmol/L

    C. <2.5 mmol/L   D. <4.0 mmol/L

2. 哪项不是胰岛素治疗最常见的不良反应？   （   ）

    A. 低血糖   B. 皮下组织增生

    C. 过敏反应   D. 体重减轻

3. 发生低血糖，进食 15g 含糖食物后，多久复测血糖？   （   ）

    A. 5 分钟   B. 10 分钟

    C. 15 分钟   D. 20 分钟

4. 如何识别低血糖？

【案例 6】

    患者，29 岁，初产妇，二胎零产。孕 24 周行 OGTT 试验结果正常，孕 32 周产前检查：血压 120/75 mmHg. 胎心 140 次/分，空腹血糖 5.5 mmol/L，尿酮体（一）。自诉平时爱吃水果，偏爱肉食。经过饮食控制一周，空腹血糖波动在 4.4～5.2 mmol/L，餐后血糖均在 6.7 mmol/L 以内，胎心正常，尿酮体（＋＋＋）。

1. 孕期胰岛素抵抗达高峰是何时？   （   ）

    A. 24～28 周   B. 28～32 周

    C. 32～34 周   D. 34～36 周

2. 指导患者每日水果摄入量不超过：   （   ）

    A. 150 g   B. 175 g   C. 180 g   D. 200 g

3. 该患者过度控制饮食导致尿酮＋＋＋，妊娠期糖尿病患者每日碳水化合物摄入量不低于：   （   ）

    A. 150 g   B. 170 g   C. 180 g   D. 200 g

4. 在哺乳期的前 6 个月，每天的摄入量比非孕期增加多少热卡？ （   ）

    A. 600 cal   B. 500 cal

    C. 400 cal   D. 不用增加

5. 如何对该患者进行饮食指导？

【案例 7】

    母亲妊娠期糖尿病，婴儿出生体重 4 300 g，产后纯母乳喂养，婴儿吸吮频繁，每次喂养时间充足，婴儿出生两天后体重 3 950 g，大小便正常，今日护士发现婴儿嗜睡、吸吮欠佳、肌张力弱，立即报告儿科医生。

1. 新生儿低血糖诊断标准为：   （   ）

    A. <2.8 mmol/L   B. <2.6 mmol/L

    C. <2.5 mmol/L   D. <2.2 mmol/L

2. 新生儿发生低血糖时，首选什么作为急救？   （   ）

A. 10%葡萄糖液　　　　　　　　B. 5%葡萄糖液

C. 50%葡萄糖液　　　　　　　　D. 5%葡萄糖氯化钠

3. 新生儿低血糖常发生在出生后：　　　　　　　　　　　　（　）

A. 12 小时内　　　　　　　　　B. 8 小时内

C. 6 小时内　　　　　　　　　　D. 4 小时内

4. 以下哪些<u>不</u>是发生新生儿低血糖的原因：　　　　　　　（　）

A. 早产儿、小于胎龄儿

B. 败血症、寒冷损伤、先天性心脏病

C. 先天性内分泌和代谢缺陷异常

D. 葡萄糖消耗减少

5. 新生儿低血糖的临床表现有哪些？

6. 低血糖对新生儿有何影响？

参 考 答 案

一、填空题

1. <6.5%　**2.** 24～28　**3.** 胰岛素　**4.** 糖尿病合并妊娠（PGDM）　妊娠期显性糖尿病　妊娠期糖尿病（GDM）　**5.** 5.1 mmol/L≤空腹血糖<7.0 mmol/L　OGTT 1 小时血糖≥10.0 mmol/L　8.5 mmol/L≤OGTT 2 小时血糖<11.1 mmol/L　**6.** 3.9～6.5 mmol/L　<8.5 mmol/L　**7.** <5.3 mmol/L　<7.8 mmol/L　<6.7 mmol/L　4.0～7.0 mmol/L　**8.** <4.0 mmol/L　<3.0 mmol/L　**9.** 1/3　**10.** 6～12 周　2～3 年

二、单选题

1. B　**解析：**糖尿病合并妊娠指在糖尿病诊断之后发生的妊娠。

2. A　**解析：**GDM 指在妊娠期首次发现或发生的糖耐量减低。

3. D　**解析：**妊娠期高血糖对母体的危害包括妊高征、产伤、感染、酮症酸中毒等。

4. B　**解析：**妊娠期高血糖对胎儿的危害包括围产期胎儿死亡率增加、巨大儿、新生儿畸形。

5. D　**解析：**妊娠期高血糖容易引起的新生儿并发症中包括新生儿低血糖、新生儿高胆红素血症、新生儿呼吸窘迫综合征等。

6. B　**解析：**在妊娠期，糖尿病患者的血酮较非妊娠期增加2～3倍。

7. C　**解析：**在妊娠20周后发生夜间低血糖的概率有所增加。

8. D 解析:妊娠期间,肾糖阈会降低,在妊娠 20 周后发生夜间低血糖的概率也有所增加,胰岛素的用量也会增加。

9. D 解析:对于有 GDM、DM 家族史、巨大儿分娩史、不明原因流产、死胎、胎儿畸形、羊水过多史、高龄(年龄大于 33 岁)等易发生糖尿病。

10. A 解析:孕 24～28 周行口服葡萄糖耐量试验(OGTT 试验)来排除 GDM。

11. C 解析:孕 24～28 周行口服葡萄糖耐量试验(OGTT 试验)来排除 GDM。

12. D 解析:GDM 诊断标准包括空腹血糖≥5.1 mmol/L、服糖后 1 小时血糖≥10.0 mmol/L;服糖后 2 小时血糖≥8.5 mmol/L,1 个以上时点符合即确诊 GDM。

13. A 解析:GDM 治疗方案有饮食调整或胰岛素治疗。

14. D 解析:脑电图不是 GDM 患者管理中的监测指标。

15. C 解析:妊娠期糖尿病患者在孕期空腹血糖目标是 3.3～5.3 mmol/L。

16. B 解析:妊娠期糖尿病患者在孕期餐后 1 小时血糖目标为 <7.8 mmol/L。

17. A 解析:妊娠期糖尿病患者在孕期餐后 2 小时血糖目标为<6.7 mmol/L。

18. C 解析:妊娠期糖尿病患者在孕期糖化血红蛋白目标<6.0%。

19. B 解析:由于妊娠期妇女的肾糖阈降低,尿糖不能作为观察指标。

20. A 解析:GDM 每日至少测定空腹和三餐后 2 小时血糖。

21. B 解析:妊娠期高血压患者血压控制在 130/80 mmHg 以下。

22. C 解析:妊娠期糖尿病患者一般整个孕期体重增长控制在 10～12 kg。

23. C 解析:妊娠期糖尿病患者应每隔 3 个月进行肾功能、眼底和血脂的检测。

24. A 解析:由于妊娠期妇女的肾糖阈降低,尿糖不能作为观察指标。

25. D 解析:妊娠期糖尿病患者的营养治疗原则即保证孕妇和胎儿的能量供应,同时将血糖控制在正常的范围,避免饥饿性酮症的发生。

26. B 解析:妊娠期糖尿病患者在妊娠期的前 4 个月营养素与正常人计算方式一致。

27. C 解析:妊娠期糖尿病患者的营养素摄入,应在妊娠 5 个月后根据患者体型适当增加能量和蛋白质。

28. B 解析:妊娠期糖尿病患者碳水化合物摄取量每日不少于 175 g。

29. A 解析:妊娠期糖尿病患者碳水化合物摄取量每天过少,最容易造成酮症。

30. C　**解析:**妊娠期糖尿病患者的饮食,蛋白质在原有摄取量基础上,每日增加 15～25 g。

31. B　**解析:**妊娠期糖尿病患者的饮食,优质蛋白质至少占 1/3 为宜。

32. D　**解析:**妊娠期糖尿病患者的饮食护理方面,碳水化合物摄取量每日不少于 175 g,避免碳水化合物摄入过少造成的酮症;蛋白质则在原有摄取量基础上,增加 15～25 g/d,其中优质蛋白质至少占 1/3。

33. D　**解析:**妊娠期糖尿病患者的运动治疗原则,运动能帮助妊娠期糖尿病患者控制体重,改善血糖,对降低妊娠期基础的胰岛素抵抗起到一定作用,是综合治疗方案中很重要的一部分。

34. C　**解析:**妊娠期糖尿病患者在运动治疗时心率控制在 140 次/分左右。

35. B　**解析:**妊娠期糖尿病患者,运动治疗时持续时间控制小于 45 分钟。

36. A　**解析:**妊娠期糖尿病患者,运动治疗时频率建议每周 3～4 次。

37. C　**解析:**妊娠期糖尿病患者的运动项目适宜散步、太极拳、瑜伽。

38. D　**解析:**妊娠期糖尿病患者在运动治疗时要监测血糖、心率、胎动。

39. C　**解析:**GDM 不适合无氧运动。

40. D　**解析:**妊娠期糖尿病患者运动治疗的禁忌证有早产、胎膜早破、超过 26 周的胎盘前置。

41. A　**解析:**妊娠期糖尿病患者在运动治疗时出现阴道出血、胎儿活动减少、全身水肿,要立即停止即刻就医。

42. B　**解析:**妊娠期糖尿病患者药物治疗,必要时首选胰岛素治疗。

43. D　**解析:**妊娠期糖尿病患者使用胰岛素治疗时,需要血糖监测,避免低血糖的发生,应告知患者低血糖的相关知识,胰岛素注射的健康指导。

44. A　**解析:**妊娠期糖尿病患者无特殊情况建议阴道分娩。

45. B　**解析:**妊娠期糖尿病患者如合并高危因素,建议剖宫产。

46. D　**解析:**妊娠期糖尿病患者的药物治疗,应首选胰岛素治疗,在使用胰岛素期间,应定时做好血糖监测,避免低血糖的发生,同时也应告知患者低血糖的相关知识。

47. C　**解析:**妊娠期糖尿病患者在产后 6～12 周做检查以明确糖尿病诊断。

48. A　**解析:**妊娠期糖尿病患者在产后应做口服葡萄糖耐量试验检查以明确糖尿病诊断。

49. B　**解析:**绝大多数妊娠期糖尿病患者在分娩后胰岛素用量会减少或

停用。

50. D **解析:** 妊娠期糖尿病患者,产后应注意控制饮食、避免肥胖、产后6～12周复查OGTT。

51. A **解析:** 妊娠期糖尿病的妇女在产后6～12周应用标准的糖尿病诊断方法来筛查糖尿病。

52. B **解析:** 有妊娠期糖尿病病史的妇女应至少3年筛查是否发展为糖尿病或糖尿病前期。

三、简答题

1. 糖尿病合并妊娠(PGDM)、妊娠期显性糖尿病和妊娠期糖尿病(GDM)。三种情况分别指孕前已诊断的糖尿病、妊娠期间首次诊断的糖尿病以及妊娠期间发生的高血糖但血糖值未达到糖尿病的诊断标准。

2. 可造成母亲先兆子痫、早产、手术产、羊水过多、产后出血、感染等。胎儿及新生儿可发生呼吸窘迫综合征、黄疸、低钙血症、低血糖、血细胞增多。巨大儿可引发的肩难产、新生儿缺血缺氧性脑病、骨折,甚至死亡等。

3. 母亲再次妊娠时糖尿病风险明显增加;代谢综合征及心血管疾病风险增加;子代发生肥胖、2型糖尿病等代谢相关疾病风险明显增加。

4. 是指妊娠期间发生的不同程度的糖代谢异常,但血糖未达到显性糖尿病的水平。诊断标准:孕期任何时间行75 g OGTT,5.1 mmol/L≤空腹血糖<7.0 mmol/L,OGTT 1小时血糖≥10.0 mmol/L,8.5 mmol/L≤OGTT 2小时血糖<11.1 mmol/L,上述血糖值之一达标即诊断GDM。但孕早期单纯空腹血糖>5.1 mmol/L不能诊断GDM,需要随访。

5. 也称妊娠期间的糖尿病,指孕期任何时间被发现且达到非孕人群糖尿病诊断标准:空腹血糖≥7.0 mmol/L或糖负荷后2小时血糖≥11.1 mmol/L,或随机血糖≥11.1 mmol/L。

6. 有GDM史、巨大儿分娩史、肥胖、多囊卵巢综合征、一级亲属糖尿病家族史、早孕期空腹尿糖阳性者和无明显原因的多次自然流产史、胎儿畸形史及死胎史、新生儿呼吸窘迫综合征分娩史者等。

7. 高危人群第一次产检即应筛查血糖,如果空腹血糖≥7.0 mmol/L和(或)随机血糖≥11.1 mmol/L,或75 g OGTT 2小时血糖≥11.1 mmol/L,无三多一少症状者不同日(应在2周内)重复测定,可诊断妊娠期显性糖尿病。具有GDM高危因素,如第一次产检评价血糖正常,则于孕24～28周行75 g OGTT,必要时孕晚期再次评价。非高危人群筛查建议所有未曾评价血糖的孕妇于妊娠24～28周进行75 g OGTT评价糖代谢状态。

8. 血糖控制稳定或不需要胰岛素治疗的GDM妇女,每周至少测定一次全天4点(空腹和三餐后2小时)血糖。其他患者酌情增加测定次数。持续葡萄糖监测适用于血糖欠佳的 PGDM,尤其是 1 型糖尿病患者。HbA1c 因孕中晚期红细胞转换速度加快,以及受妊娠期贫血影响,HbA1c 常常被低估,GDM 应用价值有限。PGDM 患者的 HbA1c,结果判定时需考虑影响因素。

9. 孕前肥胖及孕期体重增加过多均是 GDM 高危因素。需从孕早期即制定孕期增重计划,结合基础 BMI,了解孕期允许增加的体重。孕期要规律产检,监测体重变化,保证合理的体重增长(见下表)

根据孕前体质指数(BMI)制定孕期体重增长计划

孕前 BMI (kg/m^2)	孕期体重增加总量 (kg)	妊娠中晚期体重增加平均速率 (kg/周)
低体重(<18.5)	12.5～18.0	0.51(0.44～0.58)
正常体重(18.5～24.9)	11.5～16.0	0.42(0.35～0.50)
超重(25.0～29.9)	7.0～11.5	0.28(0.23～0.33)
肥胖(>30.0)	5.0～9.0	0.22(0.17～0.27)

10.(1)教育患者孕期高血糖对母儿两代人的影响不因妊娠终止而结束。(2)产后 GDM 停用胰岛素,PGDM 和妊娠期显性糖尿病胰岛素剂量至少减少 1/3。(3)鼓励母乳喂养。(4)PGDM 产后管理同普通人群,妊娠期显性糖尿病产后需要重新评估糖尿病类型及糖代谢状态,GDM 需进行短期及长期随访,母儿两代人代谢相关疾病风险均明显增加。(5)GDM 随访:产后 6～12 周行 75 g OGTT 评估糖代谢状态。长期随访:GDM 产后 1 年再行 75 g OGTT 评价糖代谢状态。之后的随访间期:无高危因素者 2～3 年 OGTT 筛查一次。

四、案例分析题

【案例 1】

1. A　解析:理想体重(kg)=身高(cm)−105。妊娠前体质指数(BMI)=体重(kg)/身高(m)^2,BMI<18.5 kg/m^2 为消瘦;BMI 18.5～24.9 kg/m^2 为正常;BMI ≥25.0 kg/m^2 为超重。该患者 BMI 为 23.5 kg/m^2,为正常。

2. D　解析:从吃第一口饭 1 小时后再运动,每次运动时间控制在 30～40 分钟,运动后休息 30 分钟。

3. B　解析:妊娠期糖尿病患者,运动治疗时建议每周 3～4 次为宜。

4. C　解析:妊娠期糖尿病患者的运动项目散步、太极拳、瑜伽等。

5. C　解析:运动只有达到一定强度才能改善代谢,根据心率设定:① 安静心率+安静心率×50%　② 170−年龄。

6. 运动可以增强胰岛素的敏感性,使血糖水平趋于正常,运动可以利用碳水化合物,使血糖下降。

7. （1）防止低血糖反应和延迟性低血糖:进食 1 小时后运动(进食第一口食物计时),每次运动时间 30～40 分钟,运动后休息 30 分钟。(2)血糖水平＜3.3 mmol/L 者停止运动。(3)运动时随身携带饼干或糖果,有低血糖征兆时及时食用。(4)避免清晨空腹运动。

【案例 2】

1. B **解析:**诺和锐为超短效(速效)胰岛素,诺和灵 N 为中效胰岛素。

2. D **解析:**妊娠中、晚期对胰岛素需要量有不同程度的增加;妊娠 32～36 周胰岛素需要量达高峰,妊娠 36 周后稍下降,应根据个体血糖监测结果,不断调整胰岛素用量。

3. C **解析:**产后胰岛素的用量减少或停用。

4. 妊娠中、晚期对胰岛素需要量有不同程度的增加;妊娠 32～36 周胰岛素需要量达高峰,妊娠 36 周后稍下降,应根据个体血糖监测结果,不断调整胰岛素用量。

5. 该患者为新诊断的高血糖孕妇。应用胰岛素治疗初期,应每日监测血糖 7 次,包括三餐前、三餐后 2 小时和睡前血糖;血糖控制稳定后,每周应至少行此血糖检测 1 次,根据血糖监测结果及时调整胰岛素用量。

【案例 3】

1. D **解析:**糖尿病合并妊娠孕妇一般不推荐使用预混胰岛素,以选择中、短效胰岛素在餐前使用为宜。

2. D **解析:**糖尿病合并妊娠孕妇患者使用胰岛素治疗时,需要血糖监测,避免低血糖的发生、应告知患者低血糖的相关知识、胰岛素注射的健康指导等。

3. B **解析:**绝大多数糖尿病合并妊娠孕妇在分娩后胰岛素用量会减少或停用。

4. 糖尿病合并妊娠孕妇夜间及空腹血糖控制在 3.3～5.6 mmol/L,餐后 2 小时控制在 5.6～7.1 mmol/L。

【案例 4】

1. C **解析:**妊娠期糖尿病空腹血糖控制目标:3.3～5.3 mmol/L。

2. A **解析:**该患者 DBW＝身高(cm)－105＝160－105＝55;55×(30－35 kcal/kg)＋200 kcal＝1 850－2 125 kcal

3. A **解析:**使餐后血糖控制达理想水平:按每天 6 次分餐;热量摄入早、中、晚餐分别占总热量的 10%～15%、30%、30%,每两餐之间及睡前加餐,热量均占总热量的 5%～10%。

4. 通过个体化的方案实现血糖控制,饮食方案的设计应综合考虑个人饮食习惯,体力活动水平,血糖水平及孕妇妊娠期生理学特点,在限制碳水化合物摄入的同时保证充足的营养供给和产妇体重适当增加,并将血糖维持在正常水平,减少酮症的发生。

【案例 5】

1. B　**解析**:使用胰岛素患者,血糖值小于 3.9 mmol/L 即为低血糖。

2. D　**解析**:胰岛素治疗常见不良反应包括:低血糖、体重增加、屈光不正、水肿、过敏反应、皮下脂肪萎缩或增厚、胰岛素抗药性等。

3. C　**解析**:发生低血糖首先进食 15～20 g 含糖食物,15 分钟后复测血糖。

4. ① 非糖尿病患者及妊娠期糖尿病者血糖<2.8 mmol/L;接受药物治疗的糖尿病患者血糖<3.9 mmol/L。② 交感神经兴奋:心悸、焦虑、出汗、饥饿感③ 中枢神经症状:神志改变、认知障碍、抽搐、昏迷。

【案例 6】

1. C　**解析**:妊娠 32～34 周时胰岛素抵抗达高峰。

2. D　**解析**:孕期每日水果摄入总量不超过 200 g。

3. A　**解析**:推荐饮食碳水化合物摄入量占总热量的 50%～60% 为宜,每日碳水化合物不低于 150 g 对维持妊娠期血糖正常更为合适。'

4. B　**解析**:在哺乳期的前 6 个月,每天摄入量比非孕期增加 500 cal。

5. 在限制碳水化合物摄入的同时保证充足的营养供给和产妇体重适当增加,并将血糖维持在正常水平,减少酮症的发生。碳水化合物摄入量占总热量的 50%～60% 为宜,每日碳水化合物不低于 150 g,蛋白质占总热量的 15%～20%,脂肪占总热量的 20%～30%,每日水果摄入总量不超过 200 g,合理分餐,少食多餐,更利于控制血糖。

【案例 7】

1. D　**解析**:新生儿血糖值<2.2 mmol/L 时诊断新生儿低血糖。

2. A　**解析**:新生儿发生低血糖时,首选 10% 葡萄糖作为急救。

3. A　**解析**:新生儿低血糖多发生在生后 24 小时,尤其是生后 12 小时内发生。

4. D　**解析**:新生儿低血糖的病因主要是:① 葡萄糖产生过少和需要量增加:早产儿、小于胎龄儿;败血症、寒冷损伤、先天性心脏病;先天性内分泌和代谢缺陷异常;② 葡萄糖消耗增加:糖尿病母亲的婴儿、窒息缺氧及婴儿胰岛素细胞增生症等。

5. 新生儿低血糖的临床表现:无症状或无特异性症状,表现为反应差或烦躁、喂养困难、哭声异常、肌张力低、激惹、惊厥、呼吸暂停。经补充葡萄后症状消失、血糖恢复正常。

6. 持续反复低血糖可引起新生儿不可逆的脑损伤,远期对儿童期智力有一定的影响。